JN093529

新型ワクチン騒動を総括する

新潟大学名誉教授
医学博士
岡田正彦
Masahiko Okada

これからの、コロナとの正しい付き合い方

花伝社

はじめに

本書が発行される日のちょうど2年前、2021年の2月、私は「コロナワクチンの仕組みと、その問題点について」と題する動画をユーチューブに投稿しました。コロナワクチンの危険性を訴えた内容でしたが、動画などを投稿したのは初めての経験でしたから、すべてがおっかなびっくりです。誰に見てもらうあてもなく、知人に通知することもせず、自分自身の備忘録のようなつもりでした。

数日後、動画の画面には、数人が閲覧したことを示す数字が表示されていました。SNSとは縁のない生活を送っている私でしたから、誰が、どうしてこんなものを見つけてくれたのか、よほど暇な人なのか、と首を傾げているうち、閲覧回数を示す数字がどんどん増えていき、数ヶ月後には100万回を超えていました。

それよりずっと前から、自作のホームページでも「新型コロナのエビデンス」というタイトルで、定期的に最新の学術情報を掲載していたのですが、そんな経緯もあって、私のもとには「見ました」との言葉とともに、さまざまなメールが届くようになりました。

ある日届いたメールには、次のようなことが書かれていました。

「ワクチン接種を受けたあとから体中がしびれるようになり、動けなくなりました。いろいろな病院やクリニックに行きましたが、ワクチンのせいではないと決めつけられ、治療も満足にしてもらえません。次第に立ったり座ったりすることが辛くなり、いまでは寝たきり状態です。もう1年以上が経ちましたが、仕事に行けず貯金もなくなってしまいました。どうすればいいのか」

胸が締めつけられるような内容ですが、実はこのようなメールが今でも、毎日のように届いています。

一方、テレビをつければ、いまだに新型コロナの恐怖を煽り、ワクチン接種を強要するかのごとき報道が、連日のように流されています。政治家、専門家と称する人々、テレビ局のアナウンサー、コメンテーター、タレントなどなど総動員です。しかしチャンネルを替えれば、海外からの陽気なスポーツ中継が映し出され、コロナ騒ぎなど、どこ吹く風です。

なぜ、こんな訳のわからないことになってしまったのか、いったい誰が、どこで何を間違ったのかなど一連のコロナ騒ぎ、とくにワクチン騒動の顛末を振り返り、総括したのが本書です。題して『新型ワクチン騒動を総括する――これからの、コロナとの正しい付き合い方』。

本書が、今もなおワクチンの副作用で苦しんでいる方々の福音の書となり、また、愚かだった時代の出来事を後世に伝える歴史資料になれば、と願ってやみません。

岡田正彦

新型ワクチン騒動を総括する——これからの、コロナとの正しい付き合い方◆目次

目次

Ⅲ 自分で判断して生きる

I

コロナワクチンを振り返る

第1章　ワクチンは効いていなかった

1　ワクチン接種が進んだ国ほど感染者が多い

テレビ報道では、「感染を抑え込むにはワクチンしかない」の大合唱です。このことを証明したデータは、実はただのひとつも存在しませんので、専門家と称する人たちは、ワクチンという魔法の言葉に対する単なる思い込みで発言していることになります。

この思い込みがあきらかな間違いであることを示す、明快なデータが発表されました。まず図1−1を、説明なしでじっくりご覧ください（図は、著作権を侵害しないよう、同論文の付録資料としてネット上に公開された原データをもとに私が作図したもの、以下同じ）。

これは米国とカナダの研究者が、２０２１年9月30日に発表した論文で示されたものです。データは、グラフに示したとおり２０２１年の初秋、世界68の国で記録されたものです。「ワクチン接種率が高い国」ほど、専門家たちの思い込みとは逆に「新規感染者数が多くなってい

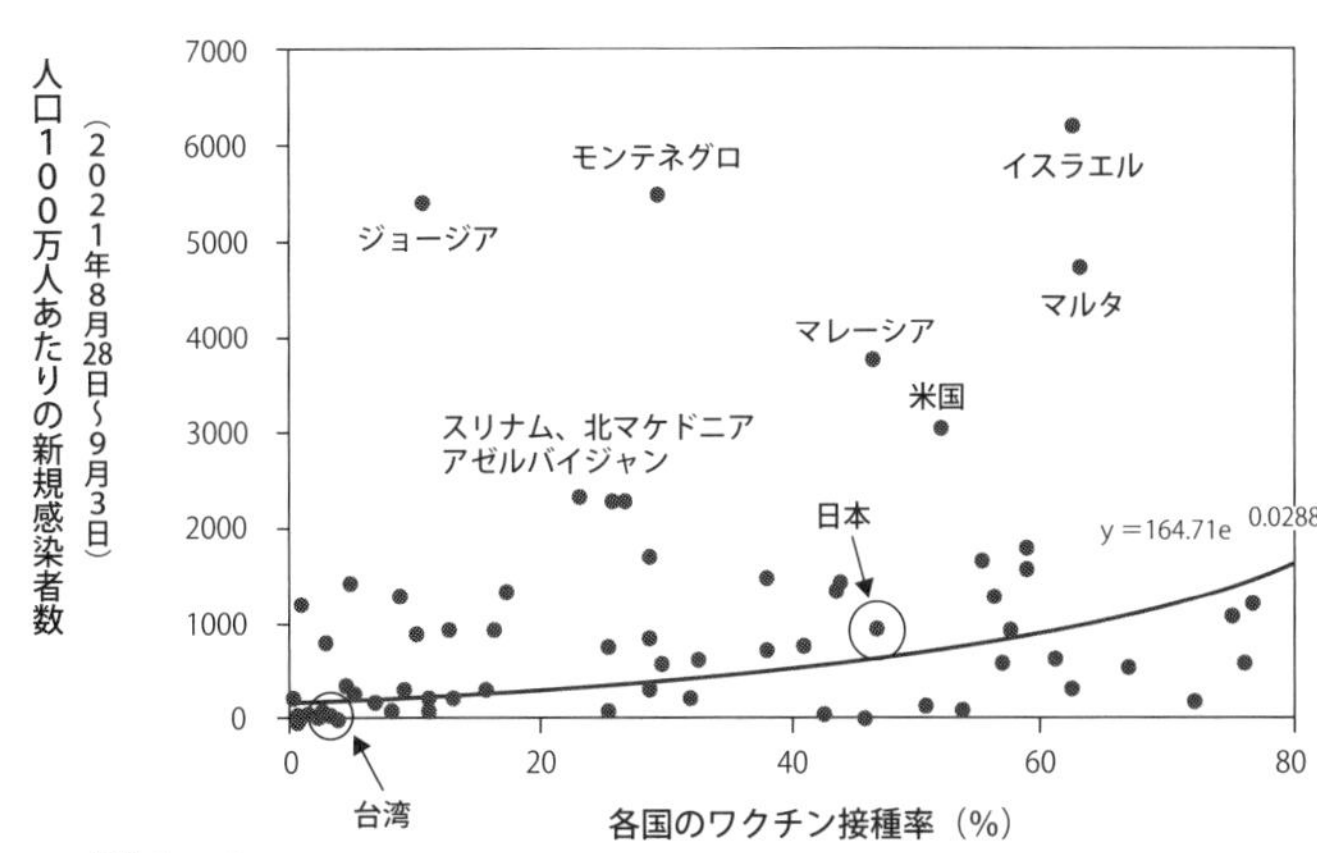

図１－１

る」ことを示しています。

これとは別に、もう一工夫を凝らした調査が、米国の２９４７市町村を対象に行なわれました。「調査前の１週間」と「調査期間１週間」の新規感染者数をそれぞれ調べ、その差を縦軸にとって分析したのです。このような処理を行なうことで、ワクチン接種で新規感染者数が増えたか減ったかが、より明確になります。

グラフは省略しますが、結果は**図１－１**と同じになり、ワクチン接種率と新規感染者数の増減は完全に無関係か、あるいは接種率が高いほど感染者が増えることがわかったのです。

【参考文献】

1) Subramanian SV, et al., Increases in COVID-19 are unrelated to levels of vaccination across 68 countries and 2947 counties in the United States. Eur J Epidemiol, Sep 30, 2021.

2　接種をしてもしなくても、ウイルス量は変わらない

もしワクチンが本当に有効なら、どんな効果を期待しますか？　感染を予防したい、万一感染しても重症にはなりたくない、あるいは他人にうつさないようにしたい、などなどでしょう。高齢者の医療・介護に従事している私の同僚たちは、「自分のせいでお年寄りが感染してしまうのが怖い」と口々に語っていました。

果たしてワクチンはそんな期待に応えていたのか、きわめて直接的な方法で調べたデータが発表されました。ワクチンを接種した人としなかった人が、それぞれ感染してしまったとき、体内のウイルス量にどれくらいの違いがあるのかを、ずばり数えてみたというものです。

ワクチンを接種しないで感染した人が、もし体内でウイルスがどんどん増えてしまうものなら、自分自身が困ったことになるだけでなく、周囲にも迷惑をかけてしまうことになります。

対象者は、米国カリフォルニア州の2つの町（A地区とB地区）に暮らす人たちで、A地区で369人が、またB地区は500人がそれぞれ協力しました。調査期間は2021年6月中旬からの約2ヶ月半で、全員が唾液によるPCR検査を受けました。「接種ありグループ」は2回接種して2週間以上すぎて感染した人たちです。打っていたのはファイザー社かモデルナ社のワクチンでした。「接種なしグループ」は接種せずに同じころ感染した人たちです。

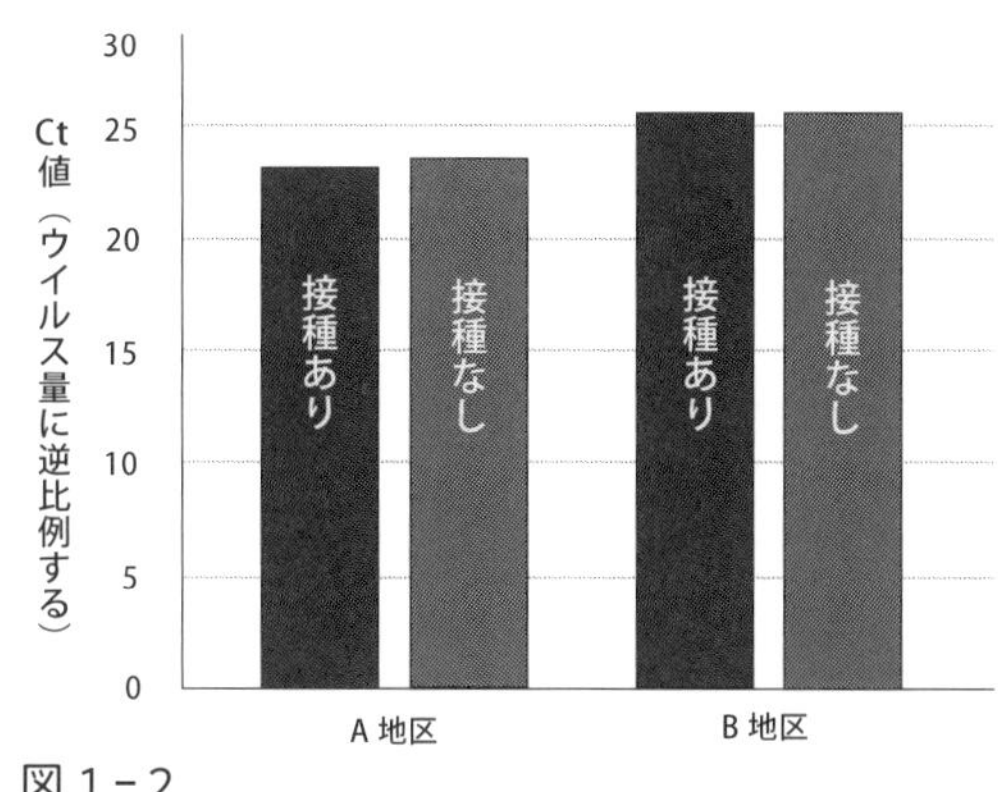

図１－２

陽性が確認された人には、改めて鼻腔からサンプルを採取してPCR検査を行ない、ウイルスの個数を数えました。サンプル中にいるか、いないかわからない、いたとしても超微量なウイルスを検出するのは大変です。PCR検査は、サンプル中のウイルスを2倍、4倍、8倍、16倍……と繰り返しコピーしていき、一定量に達した時点で判定するという方法です。

もしサンプル中に最初から大量のウイルスがいれば、コピーの回数が少なくても、検出可能な量に達します。つまりコピー回数は、サンプル中にいたウイルスの量に逆比例していることになります。その値を比べた結果が、次の図１－２です。

コピー回数は、1回違うだけでウイルス量に2倍の差がありますから、わずかな差も重要な意味を持ちます。図１－２では、A地区で接種なしグループの値がわずかに大きく（ウイルス量が少ない）、B地区で逆になっていますから、平均すれば両グループの差はなかったと判断できることになります。また症状があった人となかった人でも差はなく、年齢による違いもありませんでした。検出されたウイルスは、ほとんどがデルタ株でした。

この話をまとめていたとき、私あてに1通のメールが届きました。「自分の子供になんとしてもワクチンを打たせたくないが、もし打っても打たなくても体内のウイルス量に違いがないなら、接種の無意味さを主張できるはず。そんなデータがもしあれば……」とのお尋ねでした。恥ずかしながら私には思いもよらぬ着想でした。私自身、いま紹介したデータを報じた論文に出合い、知ったばかりだったのです。

ワクチン接種の無意味さを見事に証明した、この研究者たちはもちろんのこと、その重要性にとっくに気づいておられた読者の方にも、心からの賛辞を送りたいと思います。

【参考文献】
1) Acharya CB, et al., No significant difference in viral load between vaccinated and unvaccinated, asymptomatic and symptomatic groups infected with SARS-CoV-2 delta variant. medRxiv, Sep 29, 2021.

3　接種を繰り返し受けるとどうなるか

図1-3は、ある米国の集団で2021年12月10日〜2022年1月1日の間に記録された、「ワクチン接種の有無と回数」と「新規感染者数」との関係を表わしたものです。

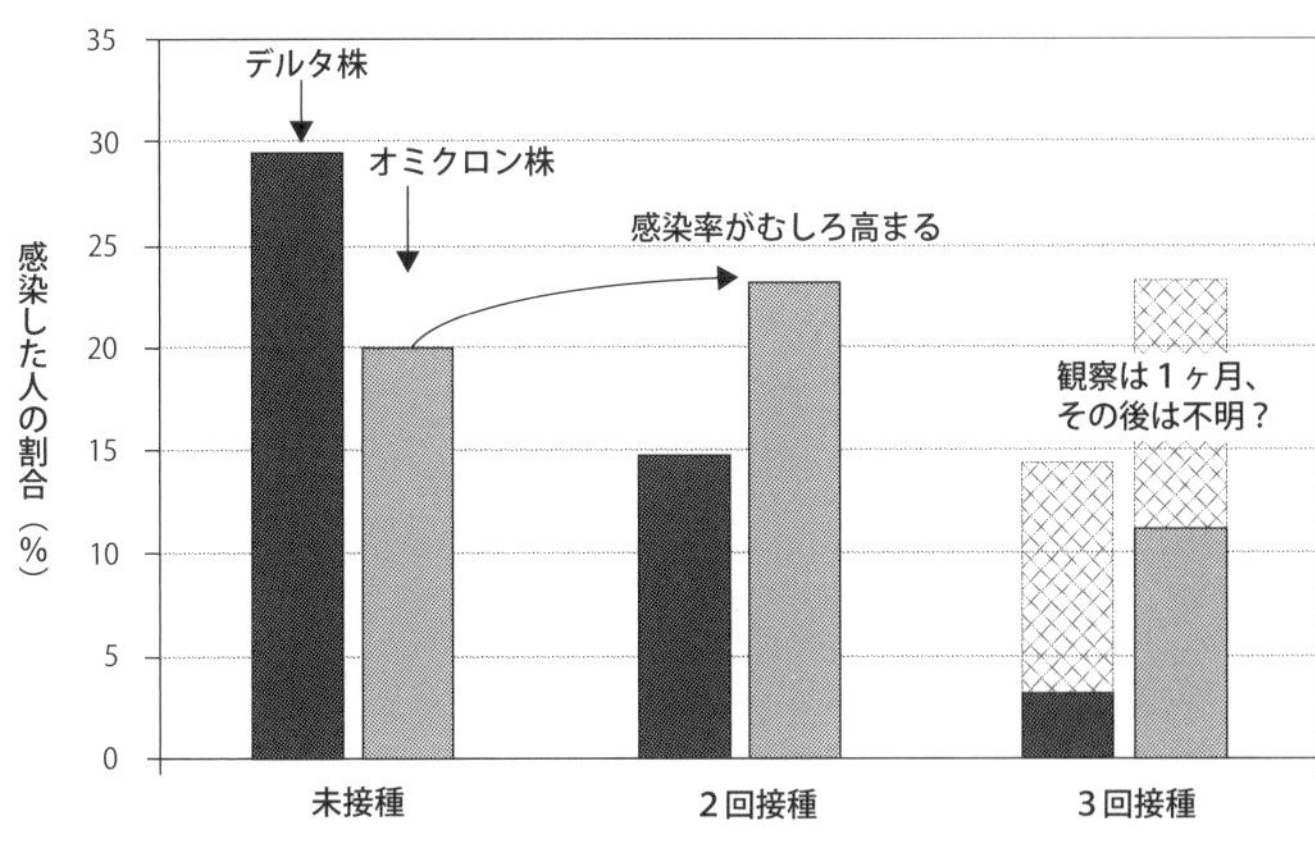

図１－３

このグラフには、いくつか着目すべき点があります。ひとつは、オミクロン株に注目すると、「未接種の人」より「２回接種した人」のほうが感染する割合が高くなっている点です。２つ目は、３回接種すると感染率が小さくなるように見えていますが、実は、接種後１ヶ月までしか調べていません。つまり２ヶ月以上経ったときにどうなるかは、わかっていないのです。

図1－4は、英国のスコットランドにおいて、同じ目的で行なわれた調査データを私がグラフにしたものです。調査期間は２０２２年１月８日〜１月14日までで、米国の調査（**図1－3**）の１週間後ということになります。デルタ株とオミクロン株に分けてはいませんが、時期的にほぼすべてがオミクロン株だったと考えてよいでしょう。

やはり「未接種の人」に比べて「２回接種した人」のほうで感染率が圧倒的に高くなっています。

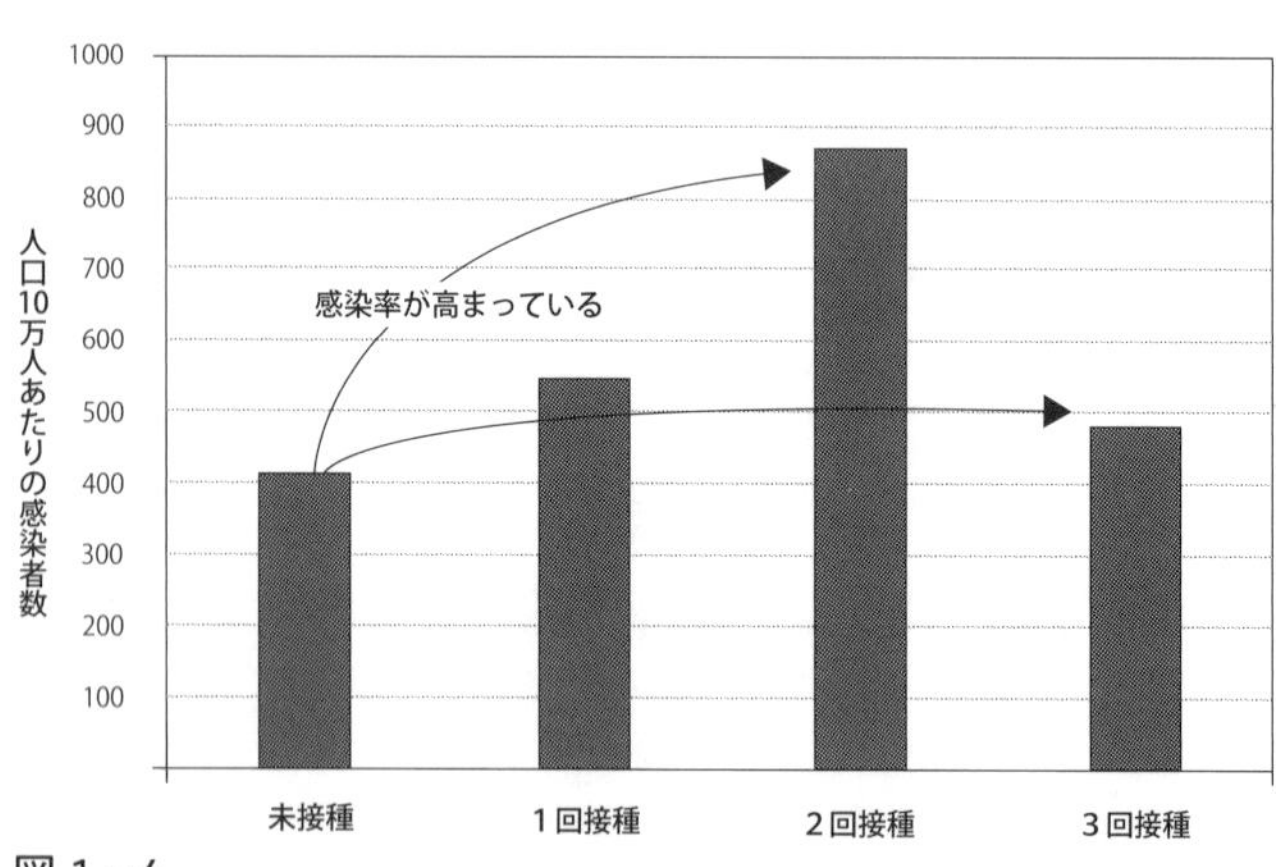

図1－4

さらに不思議なのは、「3回接種した人」も「未接種の人」より感染率が高くなっている点です。

このデータを発表したスコットランド当局は、「比べた相手は性質の異なる集団（たまたまワクチンを打った人と打たなかった人）であり、本来、比べてはいけないものだ。だから、このデータから、ワクチンは効いていないと間違った判断をしないように！」と、躍起になって説明していました。

話の辻褄が合っていないことにお気づきでしょうか。コロナ騒ぎの確信となる重要な点ですので、ぜひ記憶に留めていただき、後半の考察で思い出していただきたいと思います。

【参考文献】

1) Accorsi EK, et al., Association between 3 doses of mRNA COVID-19 vaccine and symptomatic infection caused by the SARS-CoV-2 omicron and delta variants. JAMA, Jan 21, 2022.
2) Public Health Scotland COVID-19 and Winter Statistical

Report, as at 17 January 2022, Public Health Scotland, Jan 19, 2022.
3) Ramsay M, Transparency and data - UKHSA's vaccines report. UK Health Security Agency, Nov 2, 2021.
4) Spitzer A, et al., Association of a third dose of BNT162b2 vaccine with incidence of SARS-CoV-2 infection among health care workers in Israel. JAMA, Jan 10, 2022.

４　接種済みの施設で集団感染

日本では集団感染があると、施設名などは大々的に報じられても、詳細が伏せられてしまうため、国民に正確な状況が伝わりません。そのため、貴重な経験を次に生かすことができないまま、無為な時間を過ごしてきました。

フランスから、貴重なデータが学術論文として公開されました。ある高齢者施設でワクチンの集団接種が行なわれ、しばらくして新型コロナの集団感染が起こったという報告です。入居者と職員を合わせて１７６人の施設で、計１０６人が接種を受け、70人が未接種でした。集団接種から半月ほどして、一人の入居者のもとを面会に訪れた家族が感染者でした。その入居者は５日後に発熱しました。訪問者が感染していたことが施設に知らされたのは、その２日後でした。

その後、感染は５日くらいの間隔をおいて次々に施設内に広がっていきました。状況は、以下のようでした。

ワクチン接種あり（１０６人）、そのうち感染者19人（約18％）
ワクチン接種なし（70人）、そのうち感染者10人（約14％）

ワクチンの効果が（もしあるのだとすれば）もっとも高まっていたはずの時期での集団発生でしたが、接種を受けたほうの人たちで、感染する割合が高かったのです。重症になった人もかなりいましたが、接種の有無とは無関係でした。ワクチンは「感染予防効果がなく」、「重症化を予防する効果もない」ことがあきらかにされた出来事だったのです。

日本国内では、ワクチンの効果を否定するようなニュースは、いっさい報道されてこなかったため、貴重な情報となりました。

【参考文献】
1) Burugorri-Pierre C, et al., Investigation of an outbreak of COVID-19 in a French nursing home with most redidents vaccinated. JAMA, Sep 13, 2021.

5　ワクチンパスポートにエビデンスなし

米国における感染症対策の元締め、疾病予防管理センター（ＣＤＣ）は、同国民に対して次のような呼びかけを行なっていました。

「ＣＤＣが発行する接種証明書は、２回目、３回目を受ける際に必要となるので、大切に保存しておくこと。ＣＤＣでは記録を保存していないため、紛失した場合は、州ごとに設置されているワクチン担当部署に問い合わせること。なお、偽の証明書を買ったり、用紙を偽造したりしないこと。」

この文面から、いわゆる「ワクチンパスポート」としての使用が、あきらかに想定されていたことがわかります。世界各国が、その方針に一気に乗ってしまったのです。

米国が前のめりになる一方、英国では冷静な研究が行なわれていました。ある研究では、１万６千人を対象に「国家としてワクチンパスポートが導入されることになったら、あなたはどうしますか？」と問うアンケート調査が行なわれました。結果は、「それなら、ワクチン接種は受けないことにする」という人がむしろ増えてしまう、というものでした。

また同国のスコットランド地方では、サッカー観戦やレストランで、ワクチンパスポートの提示を求めないことにした、と報じられていました。取材した記者は、科学的根拠がなく、予算の無駄遣いであり、バカバカしい茶番としか言いようがない。人間の尊厳を侵すもの、とまで言い切っていたのです。

ワクチンの効果は、高齢者ではほとんど期待できず、若い世代でも（たとえあったとしても）せいぜい２ヶ月で消えてしまいます。それどころか、ワクチン接種が変異ウイルスの発生を促していたのは、数々のデータが示していたところです。英国の記者が書いたレポートが光ります。

【参考文献】
1) Watson PJ, Scottish venues rebel against vaccine passport scheme. SUMMITNEWS, Oct 5, 2021.
2) Getting your CDC COVID-19 vaccination record card. CDC, Oct 5, 2021.
3) Figueiredo de A, et al., The potential impact of vaccine passports on inclination to accept COVID-19 vaccinations in the United Kingdom: evidence from a large cross-sctional survey and modeling study. eClinicalMedicine, Sep 9, 2021.

6　11歳以下の接種を考える

ファイザー社は、新型コロナワクチンを5～11歳に打つことの効果と安全性を確認し、米国食品医薬品局（ＦＤＡ）に認可を申請した、と報じられていました。その発表は、バイデン大統領が「従業員１００人以上の企業ではワクチン接種を義務化する」と発表した日でした。子供への接種を懸念する人は多いと思いますので、米国のメディアで報じられてきた情報をまとめておくことにします。

米国の統計では、新型コロナウイルスに感染して死亡した5～11歳の子供は１２５例とされていますが、日本では12例です（２０２２年8月末現在）。

ファイザー社の治験は２２６８人の子供を対象にして、その２／３に２回の接種が行なわれ、また１／３には生理食塩水がプラセボとして使用されました。

しかし、この発表は問題だらけです。まず人数があまりに少ないことが気になります。とくに、子供では接種後、「心筋炎」が多発しており、米国の統計で10代の5千人に1人の割合とされています。したがって、治験対象が2千人程度だったとすれば、副作用の検証はできていなかったことになります。

最大の欠点は、もっともらしく有効率が報じられてはいますが、あまりに調査期間が短く（詳細不明）、本当に感染が予防できたのか、あるいは重症化を減らすことができたのかがわからないことです。申請で強調されていたのは、「中和抗体が上がった」ということだけでした。

ＦＤＡは、２０２１年10月30日、これを承認しました。ファイザー社の重役が「ハロウィーンまでには認可がおりるだろう」とメディアに語っていましたが、そのとおりになったのです。

ＦＤＡと製薬業界との間には癒着があると昔からささやかれていましたが、そのことを想像させる出来事でした。その背後には、トランプ、バイデンと続く政治家たちの思惑が絡んでいました。「オレ様の業績だ！」と。そして「アメリカが決めたのだから」と、日本政府による思慮のない判断がなされたのです。

米国で、子をもつ親に対して行なわれた世論調査では、26％が「認可がおりたらすぐに打たせる」、40％が「様子をみたい」、そして25％が「絶対に打たせない」と答えていました。日本の状況は不明のままでした。

【参考文献】
1) LaFraniere S, et al., Pfizer asks F.D.A. to authorize its Covid-19 vaccine for children 5 to 11. New York Times, Oct 12, 2021.
2) LaFraniere S, et al., Pfizer and BioNTech submit data backing vaccine for children 5 to 11. New York Times, Oct 26, 2021.

7　ワクチンでできた抗体は無効

「中和抗体」という言葉が流行語のように使われています。「ワクチンを接種した人は中和抗体が10倍」、「新しいワクチンでは中和抗体が2倍に！」などなどです。「マムシに咬まれたら抗血清をすぐ打たないと死ぬ！」という話が、都市伝説のように伝えられてきました。抗血清とは、マムシの毒液を馬に接種し、抗体ができたころ血液を採取して精製したものです。中和抗体の働きに期待したものですから、理にかなっているように思えます。ところが、実際は違っていました。効果がなかなか証明されず、使わないことにしている救急専門医が多いのです。致死率がそれほど高くなく、副作用のほうがはるかに深刻であることも、その背景にあります。

同じ発想で行なわれているのが、新型コロナウイルス感染症の治療です。感染したあとしばらく経った人の血液中には、ウイルスに対する抗体が含まれていることが期待できるため、それを治療に使おうというアイデアです。

ヒトの血液は、その45%が細胞成分（赤血球、白血球、血小板など）で、残りの55%が血漿と呼ばれ、いろいろな酵素や抗体、たんぱく質、塩分などを含む水分となっています。そこで、感染から完全に回復した人の血管に針を刺して血液循環装置につなぎ、赤血球、白血球、血小板などの成分を装置の中で分離して体内に戻していきます。この処理を行ないながら、血漿だけを４００㎖ほど集めて容器に保存するのです。当然、肝炎ウイルスなどの病原菌がいないかどうかをよく調べます。

こうして安全性が確認された血漿を、感染した人の血管内に点滴として注入する方法が「回復者血漿療法」です。２０２１年の夏、トランプ前大統領が感染した折、この治療を受けたと自慢げに語っていました。

コロナ禍が始まって以降、この療法の効果と安全性を評価するための研究が、世界中で行なわれてきました。しかし、ほとんどが「効果なし」との結果に終わってしまったのです。マムシの抗血清も、新型コロナの回復者血漿療法も同じ発想に基づくものでしたが、なぜどちらも効果が証明できなかったのでしょうか？　免疫システムによって体内で作られる抗体は動物と人間で異なること、ヒト同士であっても個人差がかなり大きいことなども、その一因と考えら

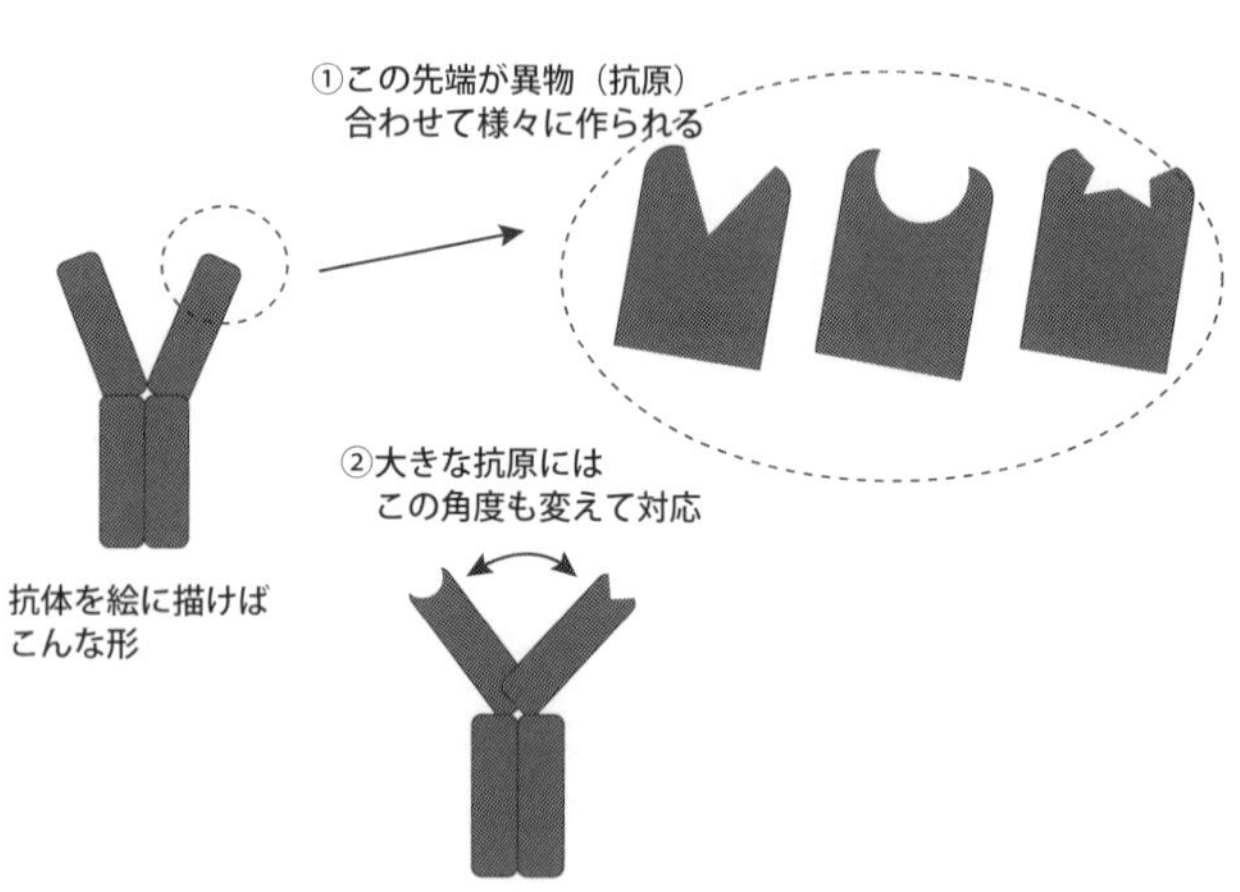

図１－５

れています。

次に、コロナワクチンによって体内で作られる「抗体」に話を進めます。ヒトの免疫システムは、体内に忍び込んでくる異物や微生物に対して、それぞれ異なる抗体を作り出すことができます。その限界は、１兆のさらに１００万倍「種類」にもなることが、最近の研究でわかりました。図1−5は、抗体が異物を捉える仕組みです。

ワクチン接種によって体内にトゲトゲ蛋白（スパイク蛋白のこと）が注入されると、免疫システムは直ちに「抗体」を作り始めます。ただし新型コロナウイルスのトゲトゲ蛋白は複雑な形をしていますから、その形状に対応した、さまざまな抗体が手あたり次第に作られます。したがって出来上がった抗体のすべてが、ウイルスの攻撃を防ぐ力を持つとは限りません。

図1−6は、本物のコロナウイルスが体内に侵入

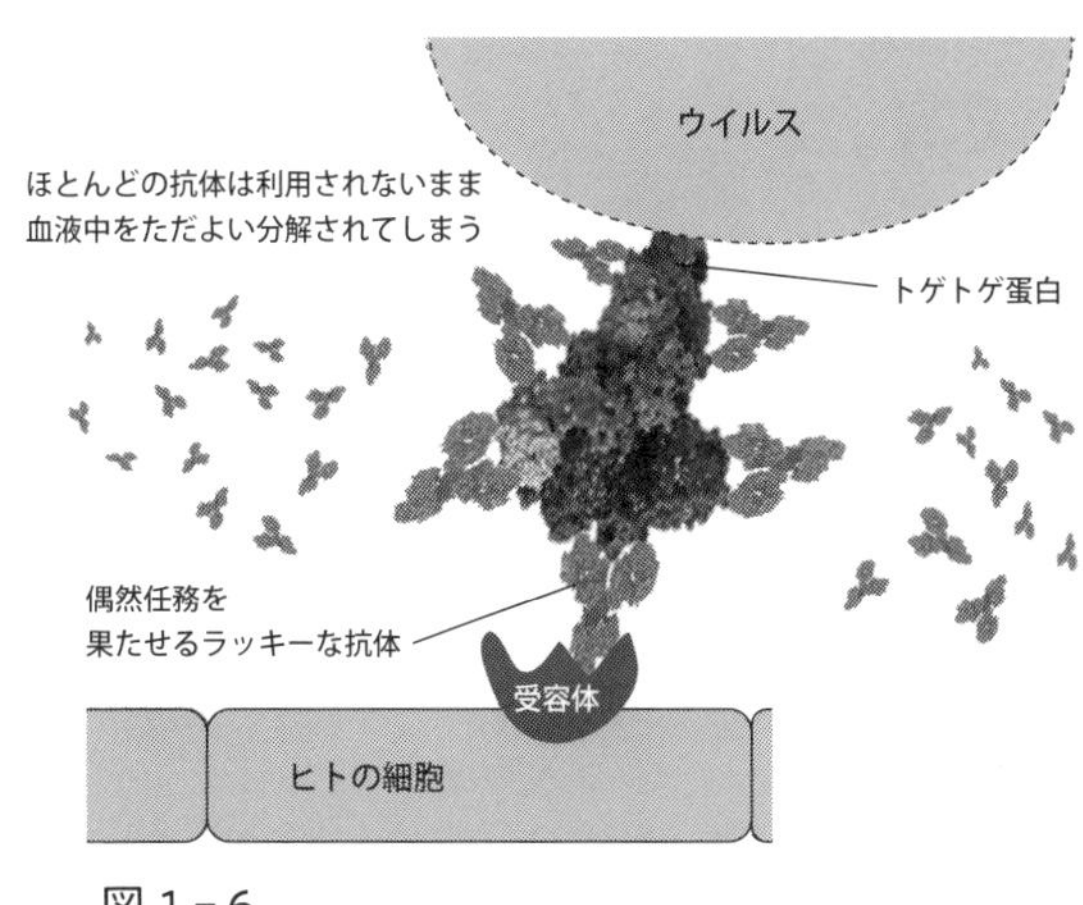

図1－6

したとき、ワクチンによって作られたさまざまな抗体と会合する場面のイメージです。

このようにウイルスの侵入をブロックしてくれる抗体だけが、真の「中和抗体」なのです。

極小の中和抗体が、大海のごとく広大な血液の流れの中で特定の物質（たとえばトゲトゲ蛋白の先端部分）と偶然に出会うのも、奇跡的としか言いようがありません。誰かが両者を導いてくれるわけではなく、ぎりぎりまで近づいたときに初めて、凹と凸がくっつき合う「分子の力」が働くにすぎないからです。つまり、トゲトゲ蛋白だけを対象にしたワクチンで作られる抗体の運命はあまりに儚く、効果が極めて限定的だということなのです。

ではワクチン接種でなく、実際に感染したあとにできる抗体（自然免疫）は、どうなのでしょうか？

２０２１年6月10日に発表された研究によれば、新型コロナウイルスには、トゲトゲ蛋白以外にも病原性を発揮する危険な部位がいくつかあり、それらに対する免疫システムの反応も確認できた、とのことでした。

ヒトの免疫システムは極めて優れていて、それだけにメカニズムも複雑です。後述する「殺し屋細胞」の挙動なども含め、まだ解明されていない部分がたくさんあります。少なくとも、中和抗体だけで予防ができるほど単純なものでないことは確かです。さまざまな調査データも合わせ考えると、ワクチンによって作られる抗体は「ほとんど無効」と断言できるのです。

問題はもうひとつあります。「中和抗体が測定できます」との宣伝文句で、多くの簡易検査キットが発売されています。しかし、真の中和抗体は「簡易」に測れるものではなく、本物のウイルスを使った高度な実験が必要なのです。

ワクチンメーカーの宣伝に、この言葉が悪用されています。

【参考文献】

1) 辻本登志英，ほか，抗毒素血清投与を行なわなかったマムシ咬傷38症例の検討．JJAAM, 28: 48-54, 2017.
2) Convalescent plasma. Cleveland Clinic, accessed on Oct 3, 2022.
3) NIH study shows no significant benefit of convalescent plasma for COVID-19 outpatients with early symptoms. NIH, Aug 21, 2021.
4) Kolata G, Uncertain results in study of convalescent serum for Covid-19. New York Times, Jun 10, 2020.
5) Hicklin T, Decoding the variety of human antibodies. NIH, Feb 12, 2019.
6) Janeway CAJr, et al., "The interaction of the antibody molecule with specific antigen". in Immunology: the

immune system in health and disease. 5th ed, Garland Science, New York, 2001.
7) Xia B, et al., SARS-CoV-2 envelope protein causes acute respiratory distress syndrome (ARDS)-like pathological damages and constitutes an antiviral target. Cell Res, Jun 10, 2021.

8　オミクロンには、その中和抗体さえ無力

従来のワクチンがオミクロン株に有効かどうかを調べる研究が、米国で行なわれました。健康な男女27名に協力を求め、ワクチンの３回接種後にできた中和抗体を血液から採取。これを従来株とオミクロン株BA.１〜BA.５の各ウイルスに加え、増殖を抑えたかどうかを調べたものです。**図1-7**をご覧ください。この方法によれば、中和抗体の正しい値が得られます。

横軸の左端「最初の株」は、２０１９年の末に中国武漢市で最初に検出された新型コロナウイルスのことです。ファイザー社とモデルナ社のワクチンは、この株に合わせてメッセンジャーＲＮＡを合成し、かつヒトの血液中に出現する中和抗体量がもっとも多くなるよう調整したものでしたから、左端のグラフが高くなるのは当然です。

これに対して、オミクロン変異株、とくに２０２２年に大流行したBA.５（BA.４も性状が似ているため一緒にしてある）に対しては、ウイルスを抑える効果が極端に弱く、「最初の株」の20分の１以下しかないことがわかります。

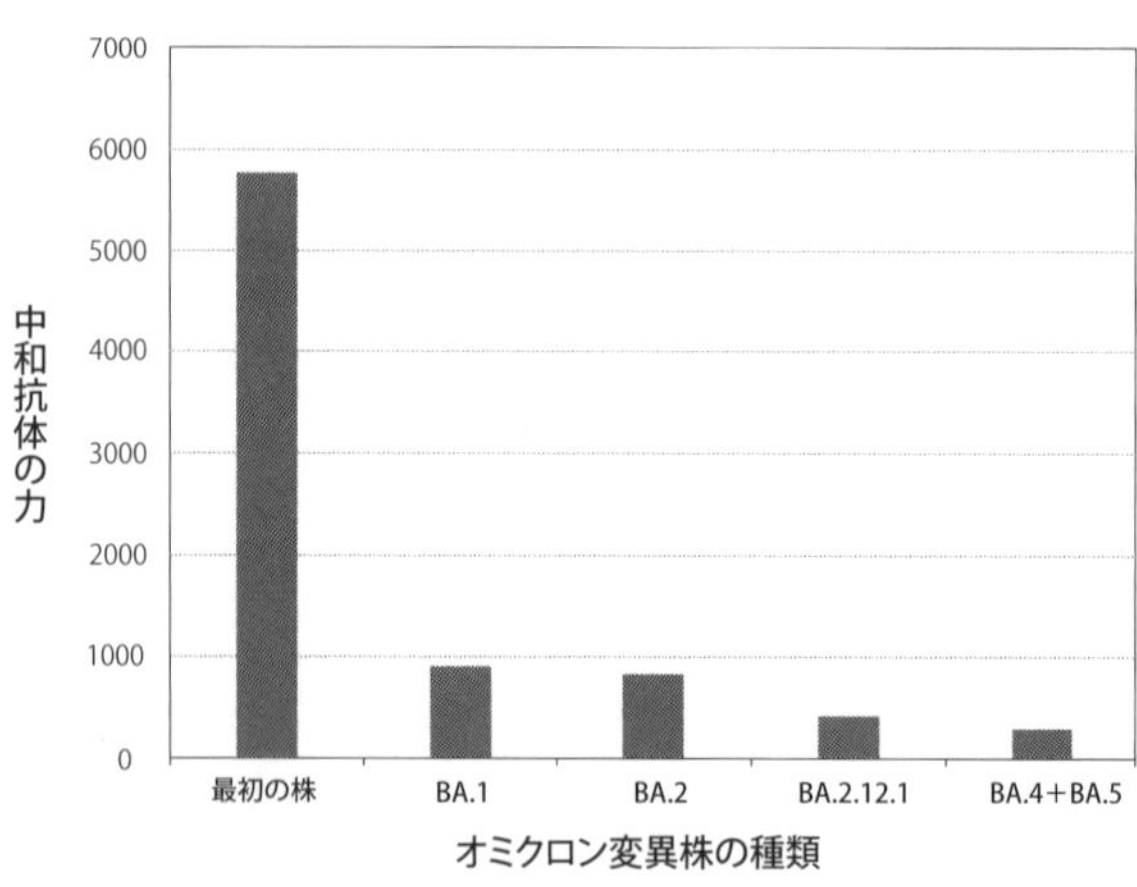

図１－７

このデータは、あくまで試験管内での実験結果を示したものに過ぎません。

一方、専門家と称する人たちは「抗体こそワクチン効果を示すもの」と主張して譲りません。百歩譲ってその主張を認めるとしましょう。ではなぜ、ワクチンによって生じた抗体がオミクロン株に効いていないにもかかわらず、なお接種を勧めてきたのでしょうか。

「抗体は予防効果を表わす指標ではない」、「オミクロン株に対しては、その抗体さえ効いていない」という２つの重要な事実が正しく理解されていませんでした。

【参考文献】
1) Hachmann NP, et al., Neutralization escape by SARS-CoV-2 omicron subvariants BA.2.12.1, BA.4, and BA.5. N Engl J Med, Jul 7, 2022.

9　オミクロン株用のワクチンは疑問だらけだった

２０２２年6月下旬、「この秋に向けてコロナワクチンにオミクロン株の成分を加えるかどうかの公聴会」が、米国の食品医薬品局（ＦＤＡ）で開催されました。公聴会では、モデルナ社とファイザー社が試作した新しいワクチンの試験データが公開され、それに基づいて議論が行なわれました。翌日、ＷＨＯ、ＣＤＣ、ＦＤＡ、そしてモデルナ、ファイザー、ノババックス各社の代表による会議が招集され、従来のワクチンにオミクロン株の成分を加えることが正式決定されました。製造に当たるメーカーは表向き公募とされ、国が買い上げる条件として、従来のワクチンの成分を変えないこと、オミクロン変異株BA.４とBA.５のトゲトゲ蛋白成分を加えること、そして製造をこの秋に間に合わせることの３点が提示されたのでした。

ところがこの会議では、21名の委員のうち賛成は19人、２人の委員が反対票を投じました。反対の１人は、公聴会で報告されたデータはBA.１の成分を加えただけのものであり、BA.５に置き換わってしまった現在、ナンセンスだとの意見でした。BA.１の成分だけを加えた試作品が従来のワクチンに比べ有効なのかもデータを出すべきだと主張しましたが、モデルナ社とファイザー社の担当者は「BA.４とBA.５に対する中和抗体もできる」と口頭で繰り返すだけでした。

もうひとつの反対意見は、新型コロナウイルスはどんどん変異を遂げており、新しいワクチンができた頃には流行遅れになっているのではないか、というものでした。これから必要になるのは、ウイルスの変異を後追いするのでなく、万能のワクチンを開発するなど発想を変えた取り組みだ、というもっともな主張なのです。

結局、反対派の2人が述べた意見は無視され、各メーカーは、当然のごとくBA.4とBA.5の成分を加えたワクチンの開発を開始し、まず米国で認可されました。

その後2022年9月12日、日本では「厚生労働省の専門部会が、オミクロン株に対応した新しいワクチンを承認」とのニュースが流れました。もちろんBA.1にしか対応していないワクチンでしたから、米国が使用を見合わせた大量の流行遅れ在庫品だったということになります。

オミクロン株の時代になり、ほとんどの感染者は重症化せず、何も治療せずとも回復していました。一方、接種後3日～3ヶ月くらいの間に生ずるワクチンの副作用には、重いものが多く、日々大勢の高齢者の診療にあたっている私も、その治療に翻弄されていました。

＊2価って何？

インフルエンザワクチンは、A型とB型それぞれ2つずつ、合わせて4種類のウイルスたんぱく質が含まれていて「4価」と呼ばれる。「価」とは、抗体を作らせる元になる物資（抗原と呼ばれる）の種類のこと。

＊なぜ対象が従来ワクチンを2回以上接種した人なの？

臨床試験が「従来のワクチンを2回以上接種した人」だけにしか実施されていなかったから、というのが表向きの理由。まだ1回も打っていない人は、まず従来ワクチンを2回受けなさい、ということ。日本政府は8億8千万回分ものワクチンの購入契約をしているという報道もあり、仮に全国民が4回ずつ打ったとしても半分は余っていた計算になる。アベノマスクの二の舞を避けるため、必死で使い切ってしまいたかったのでは？　と勘繰るむきもあった。

＊モデルナ社とファイザー社の2価ワクチンの違いは？

前者は18歳以上、後者は12歳以上が対象。理由は、臨床試験を行った対象が、たまたまそうだったから。どちらも最後の接種から2ヶ月以上（なぜか日本では5ヶ月以上）、間をあけることとしている。両者に違いはない。だから両社で特許を巡る紛争が起きている。米国の識者は、「チョコレートケーキを想像してみて！　砂糖やバター、薄力粉などの材料はどれも同じ。でもチョコの量で味がちょっと違うでしょ。違いはその程度！」と解説している。

【参考文献】

1) Rubin R, COVID-19 boosters this fall to include omicron antigen, but questions remain about its value. JAMA, Jul 8, 2022.
2) Gross J, U.K approves covid booster vaccine that targets two variants. New York Times, Aug 15, 2022.
3) Blum D, What to know about the new booster shots. New York Times, Sep 2, 2022.

第2章　接種後の重症者や死亡例は正しく集計されていたのか

1　致死率の計算はほとんど不可能

致死率を求めるには、母数が必要です。つまり割り算をするときの分母ですが、「致死率」を計算する場合は「新規感染者数」となります。問題はその値が正しいかどうかです。

ＰＣＲは当初、いろいろな制限があり、なかなか受けることができませんでしたが、その後、状況が大きく変わり、比較的に自由に受けられるようになりました。図2-1をご覧ください。上段は国内でＰＣＲを日々受けた人の数、下段は新規感染者数です。

上下2つのグラフを見て気づくのは、ほぼ両者がいっしょに増減していることです。コロナ禍の真っ最中だった頃のデータですから、ＰＣＲの実施件数も一定の割合で徐々に増えてよさそうなものです。そうなっていないのは、なぜなのでしょうか？

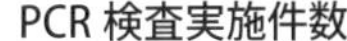
PCR 検査実施件数

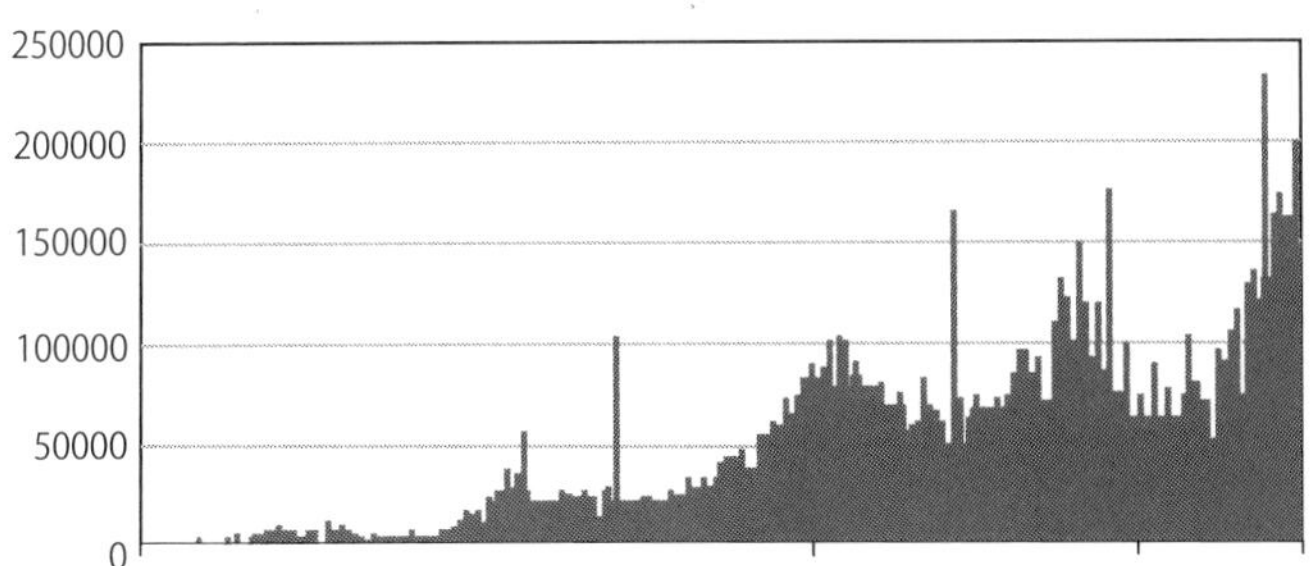
250000
200000
150000
100000
50000
0

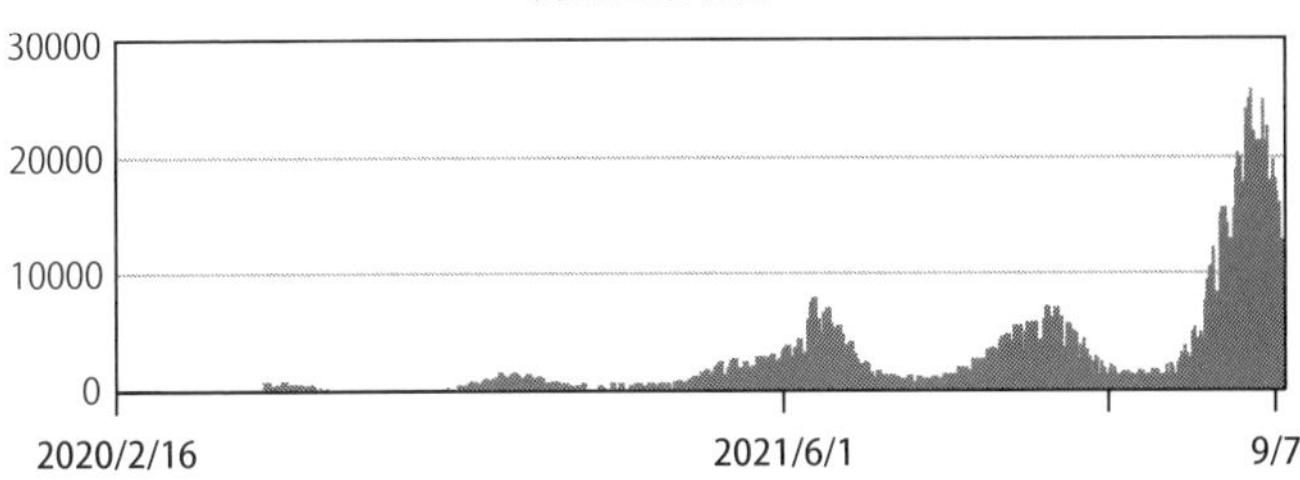
新規感染者数
30000
20000
10000
0
2020/2/16
2021/6/1
9/7

図２－１

このグラフからわかるのは、保健所の判断や人々の心理状態など人為的な要因によって、分母がよって大きく変わってしまっていたことです。米国で行なわれた調査では、実際の感染者数は、公表されている値の10倍以上とも指摘されていました。

だとすれば、実際の致死率はもっとはるかに小さく、かつ背景の異なる外国と比べることもできず、以前との比較も意味がないことになります。大切なのは、意図的に歪められた報道に振り回されない、ということでしょう。

【参考文献】
1) Johns Hopkins University and Medicine, Coronavirus Resource Center, Sep 7, 2021.
2) Schwalbe N, et al., We could be vastly overestimating the death rate for COVID-19. Here's why. World Economic Forum, Apr 4, 2020.

2　副作用や死亡例の報告は氷山の一角

私が診療を担当している患者さんの中で、ほかの病院から持参した紹介状に、「ワクチン接種後体調不良」という病名を目にすることが多くなっていました。知り合いの医師から、「新型コロナウイルスに感染して死亡した人の数と、ワクチン接種後に死亡した人の数が同じくらいになっている」という話を聞くようにもなっていました。

厚生労働省が広報に掲載している副反応（？）や死亡例は、氷山の一角ではないかと疑念を述べる人も多くなっていました。私自身の体験でも、重大な副作用が疑われた事例を多数かかえていましたが、報告システムがないためどうすればいいかわからず、もし届出に際して因果関係を問われたら説明もできないと思い悩み、結局、そのまま放置するしかありませんでした。

日本では、副作用の実態を誰も知らない、という背筋の寒くなるような状況が続いていたのです。しかし、だからといって情報を正確にまとめるのは簡単でありません。なぜなら、いかなる医療データも、公表を前提に収集するには世界共通の倫理規定を守る必要があり、かつ論文を投稿するにしても、厳格な審査を受けて合格しなければならないからです。以下は、その手順をまとめたものです。

1　詳細な研究計画書を作成する
2　所属研究機関の倫理委員会に提出し、審査を受ける
3　許可をえたのち、本人から直筆の同意書をえてから調査開始
4　英文で論文を作成し、専門誌に投稿する
5　厳しい審査を受けることになるが、多くの論文は採用不可となり返却される
6　採用の見込みがあっても、実験のやり直しや原稿の書き直しが繰り返し求められる
7　掲載されるのは早くて半年から１年後

つまり副作用や死亡例の分析は、大学病院などの研究機関でしかできないことと、それでもなお倫理委員会も腰が引けていたに違いなく、不許可になってしまう可能性もありました。しかし、だからと言って、正規の手続きをふまずに一般市民がデータを集めたとしても、いたずら投稿も考慮しなければならず、正しさの検証ができません。

文明国家としては、ずっと昔に、そんなシステムを作っておくべきだったのです。とは言え私自身も、そのような活動を担うべきいくつかの学会の理事を務めていたことがありますので、責任の一端はあったと反省しています。

3　2021年は死亡数が多かったとは言えない

あるとき、「超過死亡」という言葉が世間で語られるようになりました。いったい何のことでしょうか?

図2-2をご覧ください。国内で原因によらず亡くなった方の人数を、2015年1月から2021年10月までの7年間、月ごとにグラフにしたものです。コロナ禍の2年間とその前の5年間の違いがわかるようになっています。2021年の死者数が、それ以前に比べて多くなっていることから、「なぜなのか?」が話題になったのです。

誰しもまず考えるのは、「コロナで亡くなった人が多かったのか?」、あるいは「もしかした

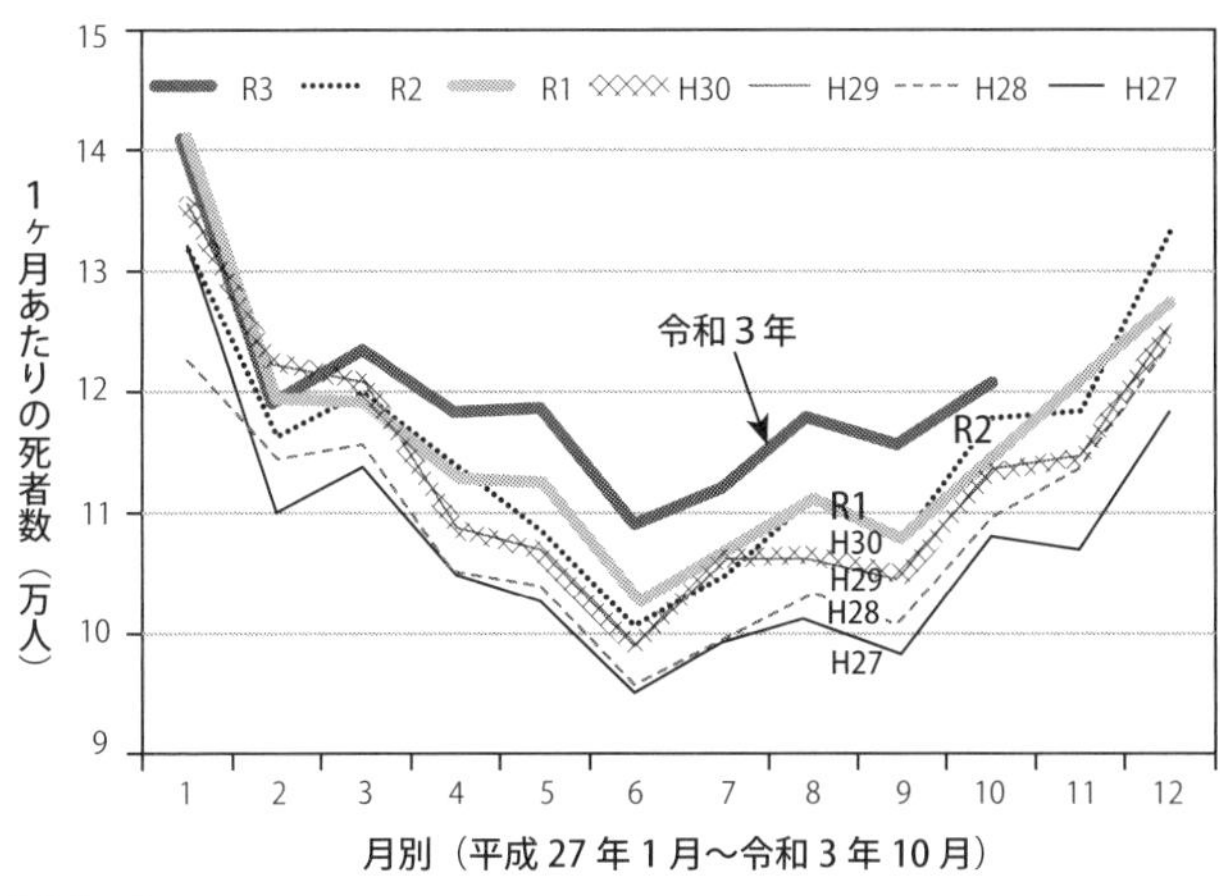

図２－２

らワクチンの副作用だった?」ということでしょう。２０２１年の1月から10月までを前年の同時期と比べると、この間に増えた全死者数は６万２５５３人でした。一方、同じ期間に新型コロナで亡くなった人は1万４７７５人でした。では、その差の５万人弱は何だったのでしょうか。

このグラフをよく見ると、コロナ禍の始まる前の5年間においても、死亡者の人数は年々増えていたのがわかります。そこで思いつくのは、高齢化が進んでいるからではないかということですが、まさにその通りなのです。図2-3は、横軸に75歳以上の人口（実数）を、また縦軸を全死亡者数にとって、過去7年間の実測データで表示したものです。ただし、（この分析を行なった時点で）２０２1年分のデータが10月までしかありませんでしたから、各年とも同じ10ヶ月分としています。

全死亡者数が本当に増えていたと言えるのか、

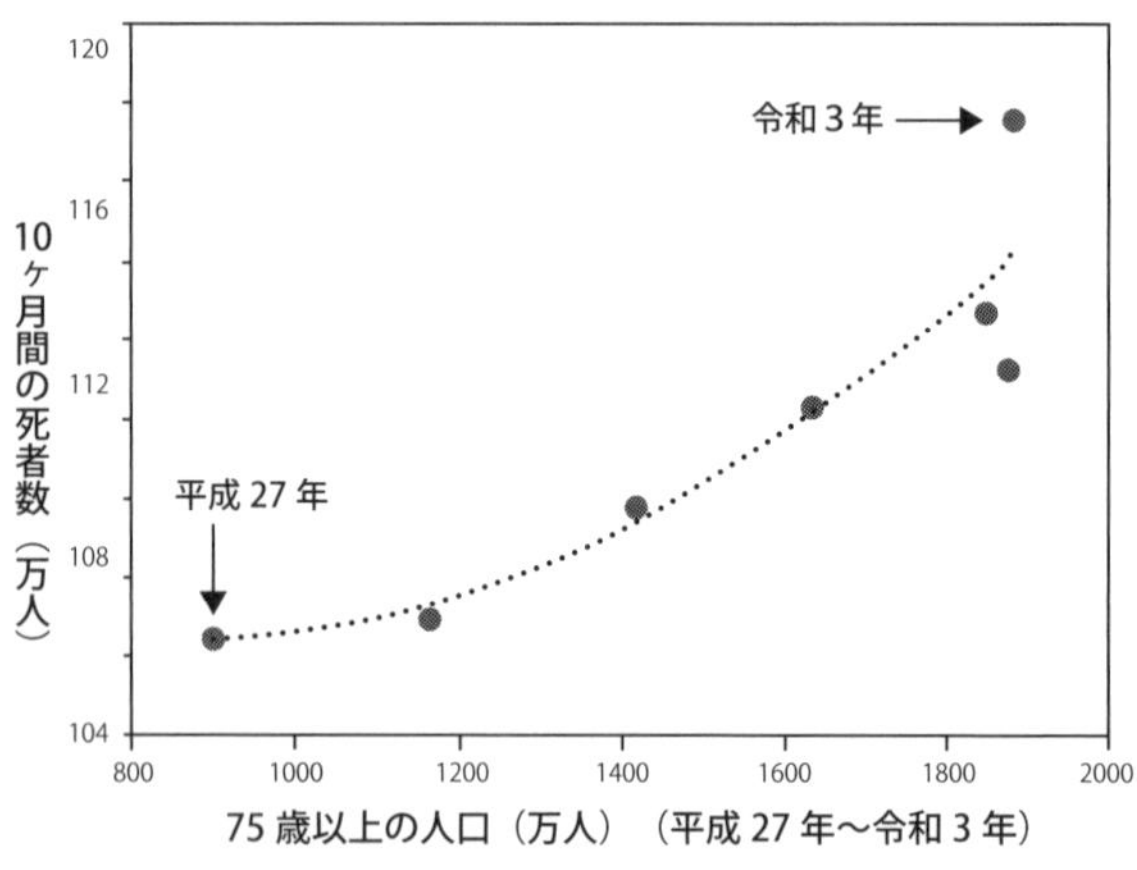

図２−３

増えたとしたら理由は何だったのかを判定するのは、実は非常に難しい問題です。「超過死亡」という言葉は、単に人数が増えたかどうかではなく、過去の変動データを組み込んだ予測式を求め、その計算結果に照らし合わせて「統計学的に有意な（偶然ではない）増加」であることを証明し、初めて成り立つものなのです。国立感染症研究所が行なった計算によれば、千葉県など一部の地域を除いて「増加は有意でなかった」という結果でした。

最大の関心事は、やはりワクチンの副作用による死亡者が多かったのではないかということです。死亡者数は厚生労働省が発表する値をはるかに超えているはずというのは、副作用を懸念する人たちの見方でした。私が診療を担当している高齢者の中にも、ワクチン接種後に原因不明の死を遂げた方が少なくありません。しかし、因果関係を医学的に証明する手段がないまま、軽々しい判断はできなかったのです。

このグラフについて、どのような考察がありうるのか、ぜひ考えてみてください。

4　コロナ致死率の発表値に異議あり

感染症の危険性を表わす指標として、「致死率」がよく使われます。たとえばインフルエンザは致死率が０・06〜０・１％とされてきました。

新型コロナの場合、ＮＨＫの報道によれば30歳代で０・１％、80歳代で11・１％です。このような報道こそが、人々、とくに高齢者の恐怖心を煽り、「だからこそワクチンを……」との話に利用されてきました。この数字が正しかったのかどうか検証してみましょう。

世間では、「原因の如何を問わず、とにかく病院に運びこまれた時点でＰＣＲ陽性だった人はコロナ死とされる」とウワサされていました。たとえば交通事故で死亡しても、入院時にＰＣＲ陽性であればコロナ死としてカウントされてしまう、というわけです。実際、私がコロナと診断し、専門病院に救急搬送したあと亡くなった方が何人かいましたが、老衰のため看取り間近という状態だったにもかかわらず、「直接死因は新型コロナ」との連絡が後日ありました。

通常、死亡の原因は、医師が作成する死亡診断書によって確定されますが、その作成には難しい問題があります。死亡診断書には病名を記入する欄が４つあり、上から順に「(ア）直接死因」→「(イ)(ア)の原因」→「(ウ)(イ)の原因」→「(エ)(ウ)の原因」となっています。このスタイルは、ほぼ万国共通です。

昔から使われてきたこの死亡診断書を巡って、米国の「ニューヨークタイムズ」紙上で、いまさらながらの議論が展開されました。たとえば認知症を患っている人では、食物を誤って肺に吸い込み、いわゆる誤嚥性肺炎を起こして死亡する人が少なくありません。最近の調査で、認知症の人の3分の2で、この誤嚥性肺炎が「直接死因」として記載されていることがわかりました。つまり「認知症」が直接死因ではなく、「その原因」とされているというわけです。

死亡統計として世の中に公表されるのは、直接死因に記載された病名だけをカウントしたものであることから、ある専門家は「病気別の死亡数は、予防を考えるための大切な統計値であり、このままでは認知症が注目されなくなり、医学研究に支障をきたすことになる」と述べています。

しかしその一方、認知症を直接死因にしてしまうと、その他の死亡理由、たとえば転倒や交通事故、栄養障害など、認知症のケアに社会をあげて取り組むべき課題が埋もれてしまうという問題が生じてしまいます。

私自身、仕事柄、死亡診断書を書く機会が多いのですが、直接死因の欄に何を書き込むべきなのか、いつも迷います。ひとつだけはっきりしているのは、直接死因として「心不全」や「呼吸不全」という言葉を書かないようにとの指導が、どの国でもなされていることです。なぜなら人間の死とは、心臓と呼吸が止まることであり、決して原因ではないからです。つまり、それ以外の直接死因は、医師の考え方しだいで大きく変わってしまうということなのです。

さて、コロナ死についてです。厚生労働省から出されている地方自治体への事務連絡には、「新型コロナウイルス感染症の陽性者であって、入院中や療養中に亡くなった方については、厳密な死因を問わず、『死亡者』として全数を公表するようにお願いいたします」と書かれていました。

この文章を素直に読めば、交通事故に遭い、病院到着時にすでに死亡していて、あとで陽性が判明したという人は、入院中でもなく療養中でもありませんからカウントの対象にならないはずですが、実際には含まれてしまっていたでしょう。

テレビでは、高齢者の死亡数が毎日報じられていました。問題はその中に、老衰が進行した状態でたまたま陽性となった人たちが含まれていたという点です。とくに高齢者施設などでは、症状の有無にかかわらず全員に対して検査が行なわれることが多いため、無症状のまま最期（看取り）を迎えても「陽性者」とされてしまったのです。死亡診断の直接死因の欄には、「老衰」と記載されていたはずなのですが。

実際、テレビなどで日々発表される死亡者数は、死亡診断書にもとづいたものではなく、医療機関から別途、行政に報告される人数（原因を問わず）になっていて、その中に、老衰で天寿をまっとうした人も結果的に含まれてしまっていたのです。

感染者の総数が増えれば、それに比例して高齢者の人数も増え、必然的に老衰死も多くなっていきます（もちろん老衰に限らず、高齢者に多い腎臓や心臓の疾患、がんなどの末期でも同じこと）。したがって「高齢者のコロナ死亡が急増」などのニュースは、実態を正しく表わしていなかったことになります。

だからと言って死亡診断書をもとに数えても、問題が多々あることは、すでに述べたとおりです。真実を見極めるのは、なかなか難しいものです。それにもかかわらず、メディアによる「正しくない報道」で、一般市民のみならず医療従事者までもが怯え、うろたえてしまい、結果的に医療崩壊（？）を招いてしまったのです。

【参考文献】

1) Brody JE, When the death cerificate omits the true cause of death, New York Times, Feb 14, 2022.
2) 大津秀一,「厚生労働省が新型コロナの死亡者数を水増しする通達を出している」は正しくない情報. Yahoo! JAPAN ニュース, May 28, 2021.

第3章　ワクチンへの妄信が致命的な自己免疫病を引き起こした

1　接種後のトゲトゲ蛋白は４ヶ月以上も血液中に残る

メッセンジャーＲＮＡタイプのワクチン（ファイザー社製、モデルナ社製）を接種したあと、トゲトゲ蛋白が人間の血液中にいつまで残っていたのかが、実証研究であきらかにされています。

実験に協力したのは８人の健康なボランティアで、時間を追って血液を採り、血液中のトゲトゲ蛋白を測定するという研究が行なわれていました。採血の具体的なスケジュールは、ワクチン接種の前と接種後の７日目、２週目、２回目接種の２週目、そして４ヶ月目でした。

ワクチンを接種すると、メッセンジャーＲＮＡはさまざまな細胞に取り込まれ、細胞内では、その遺伝子情報にしたってトゲトゲ蛋白の合成がなされます。やがてトゲトゲ蛋白は、細胞の外側に塊りとなって分泌されるのですが、そのとき、細胞の膜に包まれ小さな粒となります。このような粒は「エクソソーム」と呼ばれます。エクソは「細胞外」、ソームは「物体」という意味です。

エクソソームは、ワクチンとは無関係に、普通に血液中に認められるもので、その中身はさまざまです。そのためワクチン接種によって生じたエクソソームかどうかを識別する必要があります。そこで、この研究者たちは一計を案じました。あらかじめ用意したトゲトゲ蛋白の抗体に金の微粒子をくっつけておき、トゲトゲ蛋白と結合させたあと、それを追跡して電子顕微鏡で撮影したのです。トゲトゲ蛋白そのものは、あまりにも小さく電子顕微鏡でもはっきりとは見ることができないからです。

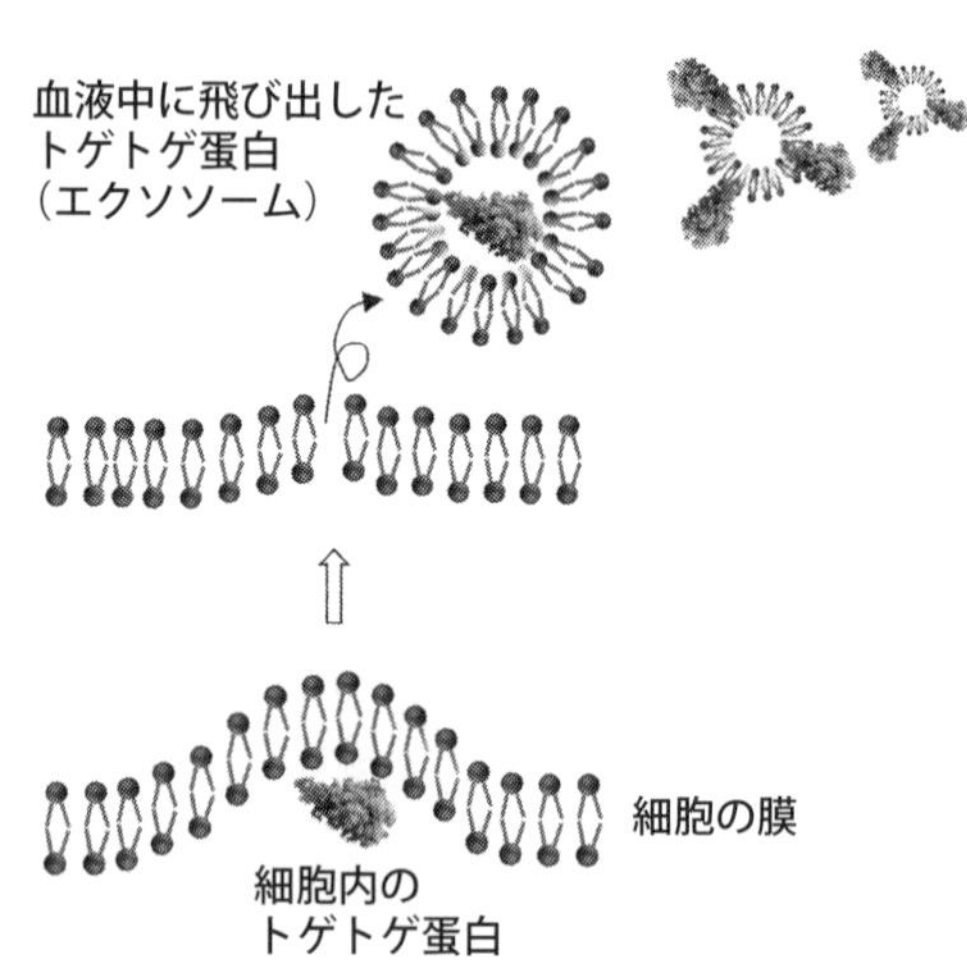

図３－１

さて結論は明快でした。ワクチン2回接種の2週後、血液中のエクソソームは最大量となり、その後、４ヶ月をすぎても残っていることがわかりました。

これは私の予想を超える長さでした。このことから、副作用による体の不調を長期間にわたって訴えている人たちに起こっていることが、想像できるのです。

【参考文献】
1) Bansal S, et al., Cutting edge: circulating exosomes with COVID spike protein are induced by BNT162b2 (Pfizer-BioNTech) vaccination prior to development of antibodies: a novel mechanism for immune activation by mRNA vaccines. J Immunol, Nov 22, 2021.
2) Edgar JR, Q and A: What are exosomes, exactly? BMC Biol, 14: 46, 2016.
3) Zhang H, et al., Cooperative transmembrane penetration of nanoparticles. Sci Rep, May 27, 2015.

2　多種多彩な自己免疫病

ファイザー社・モデルナ社のワクチンが、副作用として致命的な自己免疫病を起こすメカニズムは、ほぼあきらかにされています。

免疫性血小板減少症

血小板は、細胞の抜け殻のような物質で、出血を止めるために必須の物質です。ポイントは血小板の表面にある「糖鎖」でした。ワクチンで再合成されたコロナのトゲトゲ蛋白は、この糖鎖に結合しやすく、しかもその先端部（シアル酸）を切断する酵素のような働きをすることがわかったのです。

免疫細胞は、そんな血小板の異常な形を認識し、攻撃してしまいます。このように自分自身を異物と誤認し、攻撃してしまうために起こる病気が、「自己免疫病」です。

血小板が破壊されると、小さな出血も止まらなくなってしまいます。その病状の詳細が、2021年4月30日に米国で発表された論文で、早くもあきらかになっていました。因果関係が確実とされたのは、ファイザー社ワクチンで15名、モデルナ社ワクチンで13名でした。年齢は22〜82歳、女性が15名、男性が11名、性別不明2名です。ほとんどが2回目の接種後1〜23日目に発病していますが、1回目で、という人もいました。

症状は、皮膚の点状出血、広範な皮下出血、鼻出血、歯茎の出血、不正性器出血、脳出血などです。死亡が2例あり、それぞれ脳出血と心筋梗塞でした。

免疫性腎障害

腎臓にも深刻な障害が生じる、との論文発表もありました。全身のむくみで発症した人の腎臓を、バイオプシーという方法で調べたところ、免疫異常で起こることが知られている変化が認められたというのです。接種直後の出来事であったことから、ワクチン接種との因果関係が示唆されていました。

免疫性心臓病

メッセンジャーRNAタイプのワクチンで心筋炎が起こることは広く知られているところですが、米国から発表された論文で、その詳細を知ることができます。

心筋炎も含めて、心外膜炎や心臓周囲組織の炎症などを起こす人が多く、すでに２０２１年6月23日時点で、１２００人以上が確認されていたのです。接種１回目より２回目のあとのほうが多く、年齢はさまざま。男性のほうが女性より多くなっていました。接種者１００万人あたりで計算とする12・６人です。

２０２１年５月28日、国民の多くがワクチン接種を受けてしまったイスラエルからも詳細な論文報告がありました。３週間で６名が入院しましたが、年齢は16～45歳で、うち５名は２回目の接種が終わって24～72時間で発症、あとの１名は１回目の接種後16日も経ってからでした。最初の症状は胸痛、または胸苦しさです。血液検査の諸データが正常値の10～４００倍も上昇しており、体内で激しい炎症が起こっていることを物語っていました。特徴的だったのは心電図です。インフルエンザ感染などでも起こりうる「心外膜炎」の徴候とともに、心筋梗塞にも似た波形になっています。

イスラエルの冬は12～３月で日本と同じですが、この時期、同国での心筋症の患者は各シーズン平均で１・17人であり、それに比べて６名という人数は、異常だと報告者は述べていました。その後、同国のメディアは、ワクチン接種により心筋炎を発症した人が１４８人に達した

	ワクチン開始前	ワクチン接種後
心筋炎	16.9 人 / 月	27.3 人 / 月
平均		26 ～ 48 歳
男女比		3 : 1
接種後の日数		3 ～ 11 日
心外膜炎	49.1 人 / 月	78.8 人 / 月
年齢		46 ～ 69 歳
男女比		2.7 : 1
接種後の日数		6 ～ 41 日

表３-２

と報じています。

自己免疫性心臓病はあきらかに増加している

ワクチンの接種後、「副作用としての自己免疫病があきらかに増えている」ことを明確に示す初めての論文が２０２１年8月に発表されました。これまで、とくに米国では「極めてまれ」とか「普段の発症率と同じ」という説明で言い訳がなされてきましたが、そうではなかったのです。

まずワクチン接種が始まる直前までの2年間、全米40の病院を受診した患者のうち、心筋炎と心外膜炎の人数（月平均）を数えておき、接種したあとに発症した人の数を比べたものです。接種したワクチンは、ほとんどがファイザー社かモデルナ社製で、接種が1回だけの人も含まれています。実際のデータは表3-2のとおりでした。

自己免疫性皮膚病

私の周辺でも気になることが起こっていました。第1回目の接種から1～2週間して、皮膚の激しい炎症症状を示す人が少なからずいたのです。同じことが起こっていないか調べたところ、ファイザー社やモデルナ社のワクチン接種後、激しい皮膚の湿疹を呈した414名についての詳細な報告が米国でなされていました。

第1回目の接種後1～2週間してから、注射とは異なる部位に、蕁麻疹のような変化を認めた人が半数近くいたのです。またドイツからの報告によれば、接種後、全身エリテマトーデスという自己免疫病の症状を呈し、検査データでも確認できたという人がいました。潜在的な病気がワクチン接種によって呼び覚まされたのではないか、というのが報告した研究者の考察でした。

さらに国内のネット上では「多形滲出性紅斑」という皮膚病の名前も飛び交っていました。薬の副作用などで起こる皮膚病のひとつの形なのですが、それがワクチン接種後に認められたという話なのです。

私が診療を行った人たちの皮膚の症状も、これらに非常によく似ていました。「注射した部位とは異なること」「接種してから5日以上経っていること」「皮膚症状がさまざまであること」などが特徴で、メディアで語られている「想定された副反応」とは、あきらかに異なるものでした。

ただし皮膚の病気は原因がさまざまで、症状も多彩、かつ頻度も高いことから、すべてをワクチンと結びつけることはできません。一方、高齢者医療に従事している私の経験から、「普通でない事態が進行していた」のも、また確かです。具体的な皮膚症状の写真は、ネット上で閲覧可能な文献13にありますが、気の弱い人は見ないほうがいいかもしれません。

自己免疫性感染症

私が個人的に見聞きできる範囲で、気になることが相次いで起こっていました。高齢者を中心に2回目のワクチン接種を終えたあと10日ほどしてから、蜂窩織炎（ほうかしきえん）、急性腎盂腎炎（じんうじんえん）、肺炎、不明熱など、炎症をともなう病気が少なからず認められていたのです。

いずれも高齢者に多い病気ですが、頻度が普段より多いことに加え、ワクチン接種後の日数が共通していました。症状にも共通点が多く、細菌感染が起こって、その結果、血液中の白血球という細胞が増えること、ひと言でいえば激しい「炎症」でした。初期に認められた症状は発熱や全身倦怠感、食欲不振などでした。

これらの病気は、たとえば糖尿病や抗がん剤治療中など、免疫力が低下している状態で起こりやすいと、昔から言われてきたものです。

免疫性の眼疾患

眼の一番奥にあるのが網膜です。物を見るための細胞が並んだ、大切な場所です。また眼球全体を包んでいる白い膜、いわゆる白目が強膜と呼ばれます。実際のコロナ感染では、これらの部位の病気がよく認められていますが、２０２１年9月2日付で発表された2つの論文で、ワクチン接種後にも起こりうることがあきらかになっています。

いわゆる「不活化ワクチン」であり、メッセンジャーＲＮＡ（以下、ｍＲＮＡ）タイプではないのですが、トゲトゲ蛋白が主成分になっているという点で、同類のワクチンと考えてよいでしょう。その治験がアブダビ首長国連邦で行なわれました。論文のひとつは、ワクチン接種後に認められた眼疾患について報じたもので、７人に異常が認められ、上強膜炎１人、前強膜炎2人、急性黄斑部神経網膜症２人、傍中心窩急性中間層黄斑症１人、網膜下液１人となっていました。

いずれも聞きなれない病名ばかりですが、目がかすむ、目が突然見えなくなった、目が充血して痛い、頭も痛いなどの症状で救急外来を受診し、発見された病気です。ワクチン接種後、6日目前後の出来事でした。

もうひとつの論文もよく似ていて、網膜の細い血管が血栓で詰まった人がいたという報告で、急性黄斑部神経網膜症という病名がつけられました。2週間前にジョンソン＆ジョンソン社ワクチンを接種していましたが、これはアストラゼネカ社ワクチンとほぼ同じで、トゲトゲ蛋白のＤＮＡをウイルスに組み込んで注射するものです。

この2つの報告から、ｍＲＮＡ型のワクチン以外であっても、トゲトゲ蛋白が血液中を流れるようなタイプのワクチンでは重い眼疾患が起こることが確認されていたのです。

【参考文献】

1) Seneff S, et al., Worse than the disease? reviewing some possible unintended consequences of the mRNA vaccines against COVID-19. IJVTPR, May 10, 2021.
2) Mandavilli A, C.D.C. is investigating a heart problem in a few young vaccine recipients. New York Times, May 22, 2021.
3) Welsh KJ, et al., Thrombocytopenia including immune thromcytopenia after receipt of mRNA COVID-19 vaccines reported to the Vaccine Adverse Event Reporting System (VAERS). Vaccine, Apr 30, 2021.
4) Mouch SA, et al., Myocarditis following COVID-19 mRNA vaccination. Vaccine, May 28, 2021.
5) Lebedev L, et al., Minimal change disease following the Pfizer-BioNTech COVID-19 vaccine. AJKD, Apr 8, 2021.
6) Sekar A, et al., ANCA glomerulonephtitis after the Moderna COVID-19 vaccination. Kid Int, May 31, 2021.
7) Lebedev L, et al., Minimal change disease and acute kidney injury following the Pfizer-BioNTech COVID-19 vaccine. Kid Int, Aug 1, 2021.
8) Mandavilli A, Heart problems after vaccination are very rare, federal researchers say. New York Times, June 23, 2021.
9) McMahon DE, et al., Cutaneous reactions reported after Moderna and Pfizer COVID-19 vaccination: a registry-based study of 414 cases. J Am Acad Dermatol, Apr 7, 2021.
10) Gambichler T, et al., Prompt onset of Rowell's syndrome following the first BNT162b2 SARS-CoV-2 vaccination. JEADV 35: e411, 2021.
11) Montogomery J, et al., Myocarditis following immunization with mRNA COVID-19 vaccines in members of the US military. JAMA, Jun 29, 2021.
12) Kim HW, et al., Patients with acute myocarditis following mRNA COVID-19 vaccination. JAMA, Jun 29, 2021.
13) Merrill ED, et al., Association of facial pustuler neutrophillic eruption with messenger RNA-1273 SARS-CoV-2

vaccine. JAMA, July 28, 2021.
14) Diaz G, et al., Myocarditis and pericarditis after vaccination for COVID-19. JAMA, Aug 4, 2021.
15) Jampol LM, et al., COVID-19, COVID-19 vaccinations, and sebsequent abnormalities in the retina, causation or coincidence? JAMA, Sep 2, 2021.
16) Pichi F, et al., Association of ocular adverse events with inactivated COVID-19 vaccination in patients in Abu Dhabi, JAMA, Sep 2, 2021.

３　ワクチンで突然死する理由がわかった

ワクチンの接種後、数日から２週目くらいの間に、若い世代の人が突然死亡するという事例が少なからずあります。アナフィラキシーショックとはあきらかに異なる経過をたどるものですが、日本では、いつも「因果関係不明」で終わりにされてきました。

しかし海外の研究で、その理由があきらかにされています。ワクチン接種後、重い心臓病になり入院した２人についての詳細な報告が、米国でなされたのです。１人は入院３日目に死亡していました。どちらも心臓の筋肉の一部が採取され、顕微鏡による分析が行なわれました（バイオプシー検査）。その結果、心臓の筋肉細胞の一つひとつが広範囲にダメージを受け、収縮できない状態になっていたことがわかりました。

つけられた病名は「劇症型心筋炎」。滅多に使われることのない病名で、原因不明、最後は心臓移植しか治療法がないとされてきたものです。心筋梗塞は血管が詰まって起こる病気ですが、そのような変化はまったくありませんでした。トゲトゲ蛋白の危険性を浮き彫りにした、貴重な研究報告でした。

【参考文献】
1) Verma AK, et al., Myocarditis after Covid-19 mRNA vaccination. N Engl J Med, Aug 18, 2021.
2) Anthes E, et al., Heart problem more common after Covid-19 than after vaccination, sutdy finds. New York Times, Aug 25, 2021.

4　副作用は脾臓から始まっていた

ファイザー社とモデルナ社のワクチンの基礎をつくった2人の研究者（ワイズマンとカリコ）の動物実験から、筋肉注射したメッセンジャーRNAは、ほぼすべてが「脾臓（ひぞう）」と「網状赤血球」に集まることがわかっています。

ファイザー社かモデルナ社のワクチン接種を受けたあと、高熱を出して入院した人に対しPET－CTという画像検査で全身を調べたところ、脾臓と腋窩リンパ節に激しい炎症が起こっていることがわかった、という論文が米国から発表されています。実際の画像もカラーで掲載されていたのですが、それ見た瞬間、私は鳥肌が立ってしまいました。私のささやかな臨床経験では、脾臓がこれほど腫れるのは白血病くらいだったからです。

脾臓は、お腹の左側、横隔膜の下にある鶏卵大の臓器です。小児期では赤血球、白血球、血小板をつくっていますが、成人ではウイルスに侵された細胞や、老化した赤血球を除去する役割を担っています。わかりやすく言えば、免疫機能によって破壊された細胞や微生物の残骸を血中から取り除いてくれる場所です。

接種を受けた夜から数週間にわたり、発熱や倦怠感、関節痛、頭痛、下痢などの症状に悩む人が3～4割ほどいます。「こんな苦しい思いは初めて」と述懐する人も少なくありません。テレビでは、多くの医師が「想定された症状であり、体が守られている感じがする」と述べていましたが、大きな間違いです。命にかかわるほどの大事件が起こっていたのです。

第4章　ワクチンをめぐるデータはねつ造だった

1　ワクチン治験を告発した女性

英国のある専門誌は、製薬企業に媚びない学術記事を掲載することで知られていますが、2021年の暮れ、全人類の生命に関わるかもしれない告発文のような記事を掲載していました。

コロナ禍が始まったばかりの2020年夏、ファイザー社は第Ⅲ相試験（発売前の最終臨床試験）を開始しました。153の組織が協力し、4万4千人のボランティアを集めるという世紀の一大治験がスタートしたのです。協力したのは、医療機関だけでなく、近ごろ増えてきている「治験請負い会社」でした。そんな会社のひとつベンタビア社は、業界でも知られた存在です。

治験コーディネーターのブルック・ジャクソンさんは、15年以上の経験があるベテランで、この会社に引き抜かれたばかりでした。すでに1000人ほどのボランティが決まっていて、間もなく実際の接種が始まりました。しかし彼女は、仕事に就いてすぐ、治験のやり方に重大な問題がたくさんあることに気づきました。たとえば、接種を受けた大勢のボランティアたちが、健康チェックも受けず、誰もいない廊下でただ待たされていました。

副作用があれば、即日、外部の調整機関に報告する約束になっていましたが、それも放置されたままでした。接種に用いたあとの注射針も、ずさんな処理がなされていました。使用後の注射針については、安全に廃棄するための万国共通ルールがあります。私ごとになりますが、行政からの依頼を受け、医療関連施設の立ち入り調査をする役を担っていたことがあります。そのときの経験で言えば、使用済みの注射針を集めたケースの中を見るだけで、その施設全体の安全教育が適切に行なわれているか否かが、ひと目でわかります。この会社は、その扱いがずさんだったのです。

なかでも極めつけは、ワクチンを収めたケースに、接種を受けるグループに割り当てられたボランティアのＩＤ番号が記入されていたことです。これが、なぜ問題なのか……。

それは、リストと突き合せれば、誰にワクチンを接種し、誰にプラセボ（生理食塩水）を注射するのかがわかってしまうからです。つまり、製薬企業にとって都合の良い結果が出るように、誰かがボランティアの名前を意図的に差し替えることができてしまうわけです。

治験は、誰に本物の薬を使い、誰にプラセボを投与するかを、本人にも、また医師など現場スタッフにも絶対に内緒にし、コンピュータだけが真実を知っているという状況で進行するのが絶対条件です。これに反する行為は過去、多くの論文不正で常套手段として行なわれてきたものであり、社会に対する重大な裏切りの元凶ともなってきました。

9月24日、彼女は、これらを同社の上司に伝えました。しかし上司は、「確かに問題だが、われわれにとって毎日が初めての経験だからね」と答えただけでした。翌25日、彼女は当局（ＦＤＡ）に宛てて告発状を送りました。そしてその日の午後、彼女のもとには、会社から解雇通知が届きました。

思い悩んだ末、彼女は、現場写真などあらゆる証拠を添えて、英国の医学専門誌に手紙を送ったのです。それを受けてジャーナリストが原稿にまとめたものが、ここで取り上げている論文です。

さすがは学術専門誌です。前後に会社を退職した2人の元同僚にインタビューし、彼女の証言の真偽を確認しています。報復を恐れる2人は、匿名を条件に「彼女の言っていることはすべて正しい」と答えました。さらに、「４７７人が新型コロナの症状を訴えていたにもかかわらず、ＰＣＲ検査が行なわれなかった」との重大な証言をしました。

【参考文献】

1) Thacker PD, Covid-19: researcher blows the whistle on data integrity issues in Pfizer's vaccine trial. BMJ, Nov 2, 2021.

2　妊娠中のワクチン接種は絶対ダメ！ 偽りの論文に騙された政治家

米国の研究者が２０２１年6月17日付けで発表していた論文が、波紋を呼びました。その論文は、「妊娠中にワクチン接種を受けた人たちを調べたところ、流産や低出生体重、奇形などの割合が従前の統計値とほぼ同じで、悪影響は認められなかった」と報じたものでした。

表4-1は、その論文に載っていた一部を私が日本語にしたものです。表中の v-safe とは、米国疾病予防管理センター（ＣＤＣ）が作ったスマホ・アプリのことです。アプリをダウンロードした利用者には、ワクチン接種を受けると自動的にアンケートが送られてくる仕組みで、妊娠経過や副作用などを登録できるようになっています。

この論文は日本でも話題となり、当時のワクチン担当大臣が「妊婦にも悪影響がないことが証明された」と発言していました。ところが、それから半年ほど経った頃、この論文についてとんでもない事実が判明しました。データが間違いだらけで、「この論文は取り消しにすべし」との激しい非難が相次いでいたのです。指摘されている問題点は多々あるのですが、そのうちもっとも深刻なのが、「流産の頻度」についてでした。

この表には、妊娠20週（5ヶ月）未満で８２７人がワクチン接種を受け、うち１０４人が流産となり、率にして12・6％になると記載されています。しかし表の欄外に「８２７人中、７

妊娠経過（転帰）	過去の報告値（%）	v-safe 登録情報（流産数／総数 (%)）
妊娠＜20 週の流産	10-26	104/827(12.6)
妊娠≧20 週の死産	<1	1/725(0.1)
・		
・		

表４－１

００人は妊娠20週以降に接種した」と、小さな文字で記載されていました。したがって正しくは、８２７人から７００人を除いた１２７人が分母となり、流産の率は82％と計算すべきだったのです。

さらに、比較対象とした「過去の統計値」にも引用の間違いがあり、表中「妊娠20週未満の流産は過去の報告で10～26％」と記されていたにもかかわらず、その元となる文献には（私もすべて読んでみましたが）、どれも10％くらいとしか書かれていませんでした。つまりデータを正しく解釈すれば、「妊娠20週以内にコロナワクチンを接種すると、流産の可能性が８倍以上も高まる」ということだったのです。

指摘を受けた著者らは、表の一部を**表４－２**のように訂正しました。表中の枠内が訂正された箇所です。

一応の訂正はなされているのですが、単に数字を消しただけであり、本文中の説明は以前のままになっています。

この論文の筆頭著者トム・Ｔ・シマブクロ氏は、ＣＤＣの高官です。企業との関係を取り沙汰したネット情報もあるのですが、信頼性の確認ができないため、これ以上は触れないことにします。

それ以上に問題なのは、有名な医学専門誌に掲載された論文が、読

改定後

妊娠経過（転帰）	過去の報告値（%）	v-safe 登録情報（流産数／総数（%））
妊娠＜20 週の流産	不明	104
妊娠≧20 週の死産	<1	1/725(0.1)
・		
・		

表4－2

者の知らないところで勝手に書き換えられ、注釈もないまま掲載が続けられている点です。書き換えがなされた時点で、著者および編集者のコメントが小さな文字で同誌に掲載されたのですが、論文をコンピュータで検索する読者には、訂正された事実が伝わりません。

私自身、ある米国専門誌の共同編集長を長く務めてきましたが、このような対応は学術誌の運営上ありえない行為であり、「何らかの意図があるのか」と恐ろしささえ感じています。雑誌の名称「ニュー・イングランド・ジャーナル・オブ・メディシン」と筆頭著者の名前は、（今後も物議をかもす可能性があり）覚えておいたほうがよさそうです。

【参考文献】

1) Shimabukuro TT, et al., Preliminary findings of mRNA Covid-19 vaccine safety in pregnant persons. N Engl J Med, Jun 17, 2021.
2) Sun H, To the editor on preliminary findings of mRNA Covid-19 vaccine safety in pregnant persons. N Engl J Med, Oct 14, 2021.
3) Brock AR, et al., Spontaneous abortions and policies on Covid-19 mRNA vaccine use during pregnancy. Sci Publ Health Pol and Law, Nov, 2021.
4) Mcleod D, et al., Letter to Editor - commnet on "mRNA Covid-19 vaccine safety in

pregnant persons", Shimabukuro et al., (NEJM Apr 2021), unpublished.
5) The Practice Committee of the American Society for Reproductve Medicine, Evaluation and treatment of recurrent pregnancy loss: a committee opinion. Fertil Steril, Jun 25, 2012.
6) Clinical Management Guidelines for Obstetrician-Gynecologist, Early pregnanct loss, Number 200. Obstet Gynecol, May, 2015.
7) Dugas C, et al., Miscarriage. NCBI Bookshelf, Jun 29, 2021.

3　インフルエンザワクチンに学ぶこと

１９６２年から１９８７年の26年間、日本では学童に対するインフルエンザワクチンの集団接種が行なわれていました。覚えている人も多いと思います。この間、肺炎による高齢者の死亡数が激減し、年間約４万人の命が救われました。それ以前、日本では高齢者の肺炎死亡が欧米に比べて格段に多く、開発途上国なみだったのです。

その後、ワクチン接種に対する反対意見の高まりを受けて法律が改正され、集団接種から任意接種へと変わったのですが、その途端、高齢者の肺炎死亡数が急増し、元に戻ってしまいました。

インフルエンザ感染は学校生活で集団発生し、子供たちが家庭に持ち帰って拡大します。当時、日本では三世代同居が普通でしたから、祖父母がまず感染し肺炎になってしまったのです。

以上は、20年ほど前、日米の研究者が共同で発表した論文であかされた話です。当時、インフルエンザワクチンの効果を証明した研究がひとつも存在せず、私自身、その効果について半信半疑だったのですが、この論文を読んで確信に変わりました。以来、２００７年に発表した拙著『健康の新常識１００』を始め多くの著作物で、このデータを紹介してきました。

時は流れ２０２０年、もっとも信頼性が高いとして世界中の研究者が認める組織から、インフルエンザワクチンのメタ解析論文が発表されました。「メタ」とは、いま流行のメタバースではなく、同じ目的で行なわれた多数の研究データを集め、統計処理を施してから多数決で結論を下す、という分析法のことです。

その結果は、「有効率59％」、「重症化を防ぐ効果はない」というものでした。つまりワクチンの効果とはこの程度のものであり、かつ60年以上の使用経験を経て、やっと真実が見えてくるということです。多くの人にインフルエンザワクチンを接種し、また数々の論文を精査してきた私にとっては、予想したとおりの結論でした。

一方、ワクチンに関する論文不正も多く、世の中に誤った情報が流れているとの指摘もなされてきました。

これらの歴史から学ぶべきは２点、つまりワクチン接種は、（本当に有効なものなら）高齢者でなく活動性の高い世代から先に行なうべきことと、いかなるワクチンも効果は限定的であるということです。

【参考文献】

1) Reichert TA, et al., The Japanese experience with vaccinating schoolchildren against infuluenza. N Engl J Med 344: 889-896, 2001.
2) Demicheli V, et al., Vaccines for preventing influenza in healthy adults (review). Cochrane Database Syst Rev, CD001269, 2020.
3) Jefferson T, et al., Oseltamivir for influenza in adults and children: systemic review of clinical study reports and summary of regulatory comments. BMJ g2545, 2014.

II

コロナウイルスと共に生きる

第5章　変異ウイルスについてわかったこと

1　変異ウイルスまとめ

新型コロナウイルスが次々に変異しているのは、皆さんご存知の通りです。前著『本当に大丈夫か、新型ワクチン』でも掲載しましたが、世界中の研究者たちが実験や予測をしてくれたデータをまとめた一覧表を更新しましたので、表5-1として掲載します。

【参考文献】

1) Wu F, et al., A new coronavirus associated with human respiratory disease in China. Nature, Mar 12, 2020.
2) Corum J, et al., Coronavirus variants and mutations. New York Times, Jun 4, 2021.
3) Anthes E, Covid's lambda variant: worth watching, but no cause for alarm. New York Times, Jul 8, 2021.
4) Bernal JL, et al., Effectiveness of Covid-19 vaccines against the B.1.617.2 (delta) variant. N Engl J Med, Jul 31, 2021.

WHO の新呼称	変異株の系統	発見された地域	感染力	死亡率	ワクチン効果
アルファ	B.1.1.7	英国	30～50%強い	55%高い	有効？
ベータ	B.1.351	南アフリカ	<50%強い	アストラゼネカワクチン効果なし	
ガンマ	P.1	ブラジル	不明	不明	88%有効？
デルタ	B.1.617.2	インド？	50%強い	不明	不明
イプシロン	B.1.427 B.1.429	カリフォルニア	<20%強い	不明	不明
ゼータ	P.2	ブラジル	感染者少なく詳細不明		
イータ	B.1.525	ニューヨーク	感染者少なく詳細不明		
シータ	P.3	フィリピン	感染者少なく詳細不明		
イオタ	B.1.526	ニューヨーク	感染者少なく詳細不明		
カッパ	B.1.617.1	インド？	感染者少なく詳細不明		
ラムダ	C.37	ペルー	感染者少なく詳細不明		
ミュー	B.1.621 B.1.621.1	コロンビア	ベータ株に似ている		
ニュー(Nu)	なし。New と間違いやすいため使用を避けたと言われている				
クサイ（Xi)	なし。習近平 (Xi Jinping) の名前であるため WHO が避けたとの報道あり				
オミクロン	B.1.1.529	南アフリカ	強い	低い	ほぼ無効
オミクロン	BA.5	南アフリカ	より強い	より低い	より無効
オミクロン	BA.2.75	インド	さらに強い	不明	不明

表5－1

5) Anthes E, The delta variant is sending more children to the hospital - are they sicker, too? New York Times, Aug 9, 2021.
6) Classification of omicron (B.1.1.529): SARS-CoV-2 variant of concern. WHO, Nov 26, 2021.
7) SARS-CoV-2 variant classifications and definitions. CDC, Oct 4, 2021.
8) Wires N, WHO skips Greek letter Xi for COVID variant omicron. WATCH TV LIVE, Nov 26, 2021.
9) Zimmer C, New virus variant stokes concern but vaccines still likely to work. New York Times, Nov 26, 2021.

2　オミクロン株でわかったこと

オミクロン株には、BA.1、BA.2、BA.3、BA.4、BA.5の5つの亜型があり、その子や孫のような関係にあたる変異も続々出てきました。最初に流行したのはBA.1でしたが、すぐにBA.2（ステルス・オミクロン）に代わりました。当時のテレビでは、BA.2のほうが感染力も強く、重症化しやすいと報じられていましたが、結果的にそうではありませんでした。以下、オミクロン株についての確かな情報をまとめておきます。

日本人の研究者グループが発表したある論文が話題となり、国内外のメディアで取り上げられたことがあります。その研究は、実験動物にウイルスを感染させたり、培養細胞にウイルスを反応させたり、さらにはコンピュータ・シミュレーションで計算したりと、多岐に渡るもので、以下のようなことがわかったと報告していました。

・ハムスターの肺で認められたウイルス量は、（BA.１感染に比べて）BA.２のほうで多い
・ハムスターの肺の炎症は、BA.２のほうで強かった
・ひとりの感染者が他の人に感染させる割合は、BA.２のほうで１・４倍ほど大きい

その後、海外でも、オミクロン株について膨大な数の研究が行なわれ、以下のような共通点があることがわかりました。

・オミクロン株に対するワクチン効果は、デルタ株に対する効果の４割以下（ほとんど効かないということ）
・「ワクチン未接種」「２回接種」「３回接種」を比べると、感染する率は同じ
・感染の速度が速い（潜伏期が短い）
・実際の感染者で比べると、重症度に違いがない
・抗体カクテルは無効
・単一抗体治療薬だけが効く

以上をまとめるとポイントは３つ。まず実験動物で得られたデータが、そのままヒトには当てはまらず、結論としてBA.１からBA.５に大きな違いはなかったことになります。２つめは、従

来の変異株に比べてBA.1からBA.5の遺伝子変異があまりに大きく、ワクチンの効果がまったく期待できなかったということ。そして3つめが、感染の広がる速度が圧倒的に速かったことです。さらに、これらオミクロン株の子や孫に当たるＸＢＢ、BQ.1なども現れ、新型コロナウイルスの終焉が加速されました。

【参考文献】
1) Classification of Omicron (B.1.1.529): SARS-CoV-2 variant of concern. WHO, Nov 26, 2021.
2) Buchan AS, et al., Effectiveness of CIVID-19 vaccines against Omicron or Delta infection. medRxiv, Jan 1, 2022.
3) Yu J, et al., Comparable neutralization of the SARS-CoV-2 Omicron BA.1 and BA.2 varinats. medRxiv, Feb 7, 2022.
4) Yamasoba D, et al., Virological characteristics of SARS-CoV-2 BA.2 variant. bioRxiv, Feb 15, 2022.
5) Callaway E, Why does the Omicron sub-variant spread faster than the original? Nature, Feb 16, 2022.

3　オミクロン株感染症はインフルエンザより軽かった

米国の研究者が、５～11歳の子供でオミクロン株に感染した子供のうち入院に至った事例を、２０１７年のインフルエンザ感染事例と比べ、致死率について考察したという論文が発表されています。２０１７年は、コロナ禍になる前の10年間の統計からみて、インフルエンザがちょうど平均的に流行していた時期です。その結果（致死率）は、以下のようなものでした。

オミクロン変異株　　５・１％
インフルエンザ　　17・０％

あきらかに、インフルエンザのほうで致死率が高いのです。実は、オミクロン株が流行する前に行なわれた調査でも、ほぼ同じ結果が得られていました。トルコの研究者たちが行なった調査で、対象は新型コロナウイルス、またはインフルエンザに感染して入院した子供たち（０～18歳）でしたが、両者の致死率は以下の通りで、２つの調査の結果は、オミクロン株の場合とほとんど同じだったのです。

従来の変異株　　１・２％
インフルエンザ　　15・２％

つまり、新型コロナウイルス感染症よりインフルエンザのほうがはるかに危険な病気だったのですが、このことが正しく世間に伝えられなかったため、いっそうパニックが広がってしまったのではないでしょうか。

【参考文献】
1) Yilmaz K, et al., Does Covid-19 in children have a milder course than influenza? Int J Clin Pract, June 1, 2021.
2) Encinosa W, et al., Severity of hospitalizations from SARS-CoV-2 vs influenza and respiratory syncytical virus infection in children aged 5 to 11 years in 11 US states. JAMA Pediatr, Feb 21, 2022.

4　新しい変異株と言われた「デルタクロン」だったが……

新しい変異株がまた発生、とのニュースが繰り返されてきました。その一つがデルタ株とオミクロン株を合体させたような遺伝子構造を持つデルタクロン、あるいはデルタミクロンと呼ばれるものでした。ウイルスの変異には以下の３つの様式があります。

①遺伝情報1個単位の突然変異
②まとまった遺伝情報の大幅な組み換え
③性質が異なるウイルスに同時感染した場合の相互組み換え

デルタクロンは、まさに③の相互組み換えで発生したものと考えられました。トゲトゲ蛋白の遺伝子はオミクロン株、またウイルスの体の部分はデルタ株でできていたからです。

最初はフランスで、ついで米国で検出され、２０２２年3月8日に正式な変異株として報告されました。その後、欧州各地でも散発的に発見されていきました。もしこの変異株の感染力が大きく、病原性も強いのであればオミクロン株と入れ替わっていたはずなのですが、幸い、そのような事態は避けられました。

余談ですが、この第一報を伝えたイギリスの通信社ロイターは、同じ記事の中で面白い出来事を紹介していました。「感染者」と「感染してないボランティア」の汗の匂いを犬に嗅がせたところ、前者を97％、また後者を91％当てることができたというのです。もしこの数字が正しければ、いかなるＰＣＲや抗原検査より信頼性が高いことになります。でも、そんな犬がデパートの入り口などにいて「２回吠えたら、あなたは陽性」などと言われたりするのも、嫌ですね。

【参考文献】
1) Lapid N, Variant that combines Delta and Omicron identified; dogs sniff out virus with high accuracy. Reuters, Mar 9, 2022.
2) Zimmer C, New 'Deltacron' varinat is rare and similar to Omicron, experts say. New York Times, Mar 11, 2022.
3) Grandjean D, et al., Diagnostic accuracy of non-invasive detection of SARS-CoV-2 infection by canine olfaction. medRxiv, Mar 8, 2022.

第6章　オミクロン変異株に感染したら

1　まずは家族内感染の予防を

この先も、オミクロン株、とくにBA.５、あるいはその系列株がずっと地球上に残っていく可能性があります。症状は、咽の痛み、声がれ、発熱、食欲不振、頭痛、頭のもやもやなどです。ただし症状だけから、普通の風邪やインフルエンザと区別することはできません。はっきりさせたければ、検査を自分でするか、クリニックを受診するしかありません。ただし粗悪な検査キットも出回っていて、結果があてになりません。特別な治療法はありませんから、あえて検査を受ける意義も見いだせません。昔から言われてきたとおり、「風邪は、静養と栄養補給に勝るものなし」です。

まずなすべきは、家族内感染の予防です。室内でも、家族全員がマスクをする、食事の時間を分ける、ベッドを離す、発病者に触れる際はプラスティック手袋をする、発病者の入浴を最後にする、などの対策で、感染をかなり防ぐことができます。ただし潜伏期間が短く、半日〜3日ほどですから、迅速に対策をしなければなりません。5日間症状がなかったら、家庭内感染はなかったと考えてよいでしょう。

発熱が続く場合、アセトアミノフェンという成分のみを含む解熱剤が安心で、効果的です。1日3回服用します。すぐに解熱しないこともあり、3日ほど続けます。食事ができないようなときに飲んでも大丈夫な、唯一の薬でもあります。

発熱後のだるさは、活性酸素などフリーラジカルという過激物質が体内に溜まるためで、それらを消去する「抗酸化物質」が有効です。もっとも多く含まれているのは生の果物です。食欲がないときは、果物と水分を摂ってください。種類は問いません。ミキサーにかけるか、すりおろし器でジュース状にするとよいでしょう。とくにリンゴは皮に抗酸化物質が豊富に含まれていますので、よく洗ったあと皮のまますりおろします。

無症状であれば、5日間ほどで他人に感染させるリスクがなくなります。発熱などが続いた場合、（初日を0日として）7日目に隔離は解除です。ただし最後の3日間に発熱がないことが条件です。

当然、ここで述べた体温計、解熱剤、マスク、手袋、食料、果物などは、常備品としておくべきものです。解熱剤は余計な成分を含まない製品を購入してください。たとえば、タイレノール、ノーシンアセトアミノフェン錠、小児用バファリンCⅡ、こどもパブロン座薬などで、ネットでも買えます。

BA.5は危険、との報道もありましたが、他のオミクロン株に比べて症状が重いというエビデンスはありません。感染者が桁違いに多くなっていたことから分母が大きくなり、高熱などの症状が続く人が相対的に多くなって見えるだけです。症状が重かった場合でも、インフルエンザ程度です。入院が必要となる人はきわめて少なく、たとえ微熱や咳が2〜3週間続いても、慌てないことです。

ワクチンを打っていない人や高齢者が重症化するという専門家の説明も、いっさい根拠がありません。高齢でワクチン未接種の方が感染しても、私が診療を担当している方々は、すぐ回復し、食欲もあり元気でした。ワクチン接種と未接種で発熱などの症状に差はありませんでしたが、もっとも重かった人はワクチンを3回、あるいは4回接種していました。

2　感染して1年経ったあとに残る症状

「感染してしまうと、いつまでも重大な後遺症が……」と、まるで脅し文句のような言葉がテレビで語られていました。だからワクチンを打ちなさい、というわけです。

中国から「新型コロナに感染し入院した患者の1年後」と題する論文が発表されました。1年後の健康状態が追跡できた1272人の物語です。主なテーマは、1年後にちゃんと仕事に復帰できていたかを確認するという、きわめて実際的なものでした。

まず後遺症については、１年後までなんらかの症状が残っていると答えた人は約半数いて、もっとも多かったのは「疲れる」「筋力が落ちた」という訴えでした。幸い「肺活量」などは問題なく、「白血球数」や「リンパ球数」などの検査値も健康者と比べてほとんど差のないものでした。

感染する前にすでに退職していた人が多く、定職に就いていたのは４７９人（38％）でした。したがって、この人たちの「その後」ということになります。そのうち４２２人（88％）は完全に元の仕事に戻ることができていました。復職しなかったのは57人（12％）でしたが、体力が回復しなかったためとしていたのは18人（32％）だけで、そのほかは何らかの理由で解雇されたか、仕事が嫌になったから、というのが理由でした。

この調査は中国で行なわれたもので、また検査で陽性となった人のうち酸素吸入などを必要として入院した患者が対象でした。この結果をそのまま日本に当てはめることはできませんが、テレビ報道の偏りを正して余りある報告でした。


【参考文献】

1) Huang LH, et al., 1-year outcomes in hospital survivors with COVID-19: a longitudinal cohort study. Lancet, Aug 28, 2021.

3　学校は閉鎖する必要なし

小学校や中学校を再開して感染が広がるかどうかを調べた研究が、多数行なわれていました。たとえば多数の小学校を4つのグループに分け、「リモート授業だけ」「通常の授業」「感染対策を徹底した」「感染対策をしない」をそれぞれ実践してもらい、感染状況を比べた、という研究があります。結果は、リモート学習と通常の授業で生徒の感染率に差はなく、「感染対策をしたかどうか」が決定的に重要であることがわかりました。学校を閉鎖するよりも再開したほうが、むしろ感染率が低かったことを示した研究さえありました。

どの研究でも、「学校の再開で、地域での感染が拡大することはない」というのが結論となっています。「マスク、手洗い、ソーシャルディスタンス」をきちんと実行させることで安全は保たれるので、通常の授業を再開すべきだというのです。

ソーシャルディスタンスは、子供たちが手を広げて互いに体が触れない程度としています。したがって教室内の生徒の人数は制限しなければならず、工夫が必要であることと、部活などの安全性は別途、検討を要することになります。

これらの研究は、いずれも欧米で行なわれたものです。住宅事情の異なる日本では、家庭内感染に対する配慮も合わせて必要となるでしょう。

【参考文献】
1) Willyard C, The science behind school reopenings. Nature, Jul 8, 2021.
2) Walsh S, et al., Do school closures and school reopenings affect community transmission of COVID-19? a systematic review of observational studies. BMJ Open, Jul 16, 2021.
3) Zimmerman KO, et al., Incidence and secondary transmission of SARS-CoV-2 infections in schools. Pediatrics, Apr, 2021.

4　重症化する人の体質がわかった

「ワクチンを打ったら血中の抗体が増えた。だからワクチンは有効だ！」との説明がテレビなどで繰り返しなされてきました。しかし、この説明は間違っていることが証明されています。

ヒトの細胞内にウイルスが侵入すると、まず免疫機能が働いてバラバラに分解されます。その断片は、細胞の表面に陳列され、免疫細胞（ヘルパーT細胞など）に情報が受け渡されます。これを、さらに別の免疫細胞（B細胞）が受け取り抗体を作る、という仕組みになっています。ただしウイルスの断片は無数にありますから、でき上がる抗体も多種多彩です。

抗体にはいろいろな役割があり、わかりやすいのはウイルス断片を包み込んで無毒化するという働きです。しかし、ウイルスの断片のすべてが有害なわけではありませんから、ほとんどの抗体は、何の役にも立たないことになります。

ｍＲＮＡタイプのワクチンには致命的な欠陥がいくつもありますが、そのひとつは、接種した人の体内でトゲトゲ蛋白が過剰に作られてしまうことです。

よく知られているとおり、新型コロナウイルスの病原性は、ほぼトゲトゲ蛋白に依存しています。しかし、その抗体が、ワクチンで過剰に作られたトゲトゲ蛋白に結合し消費されてしまいますから、あとで実際にウイルスが体内に侵入してきたときには、すでに何もなくなっている状態です。

ウイルス断片の情報を抱え込んだヘルパーＴ細胞には、もうひとつ別の仕事があります。殺し屋細胞（キラーＴ細胞）という物騒な名前をもつ細胞にウイルス断片の情報を伝え、侵された細胞の破壊を依頼するというものです。

この殺し屋細胞は、カニのハサミ、あるいはタコのように触手を伸ばして、破壊すべき細胞を抱え込んで毒液（活性酸素や酵素など）を注入します。図6―1は、そのイメージです。したがって重症化を予防する上で決定的に重要なのは、この殺し屋細胞のほうなのです。最近の研究から、この殺し屋細胞が、生まれつきうまく働かない体質の人がいることがわかりました。

一方、抗体そのものが、生まれつきうまく作れないという体質の人もいるのですが、そのような人が感染しても、重症化するとは限らないこともわかってきました。

免疫の仕組みは、中和抗体だけで語られるほど単純ではなかったのです。

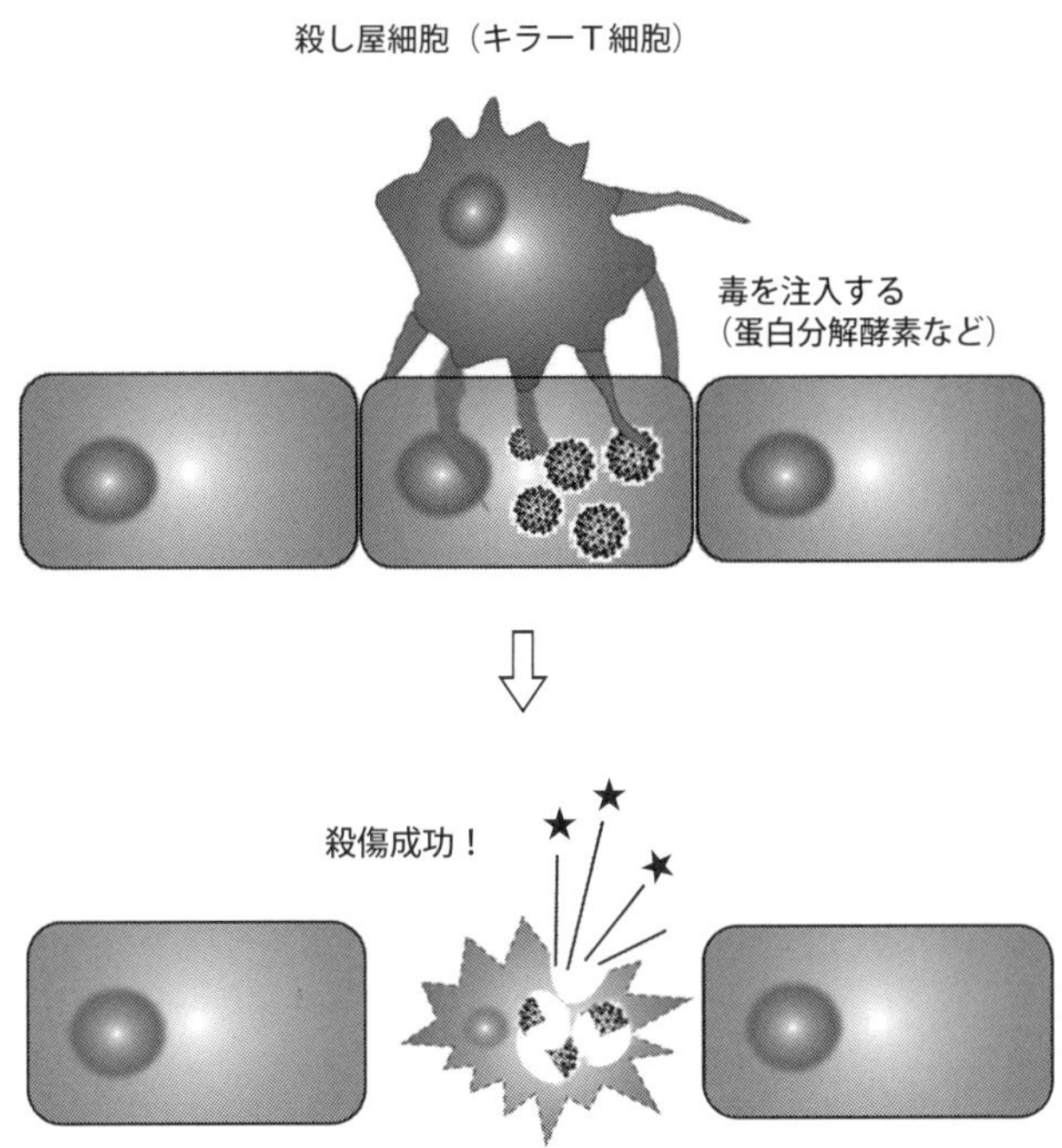

図６－１

【参考文献】
1) Dolton G, et al., Emergence of immune escape at dominant SARS-CoV-2 killer T-cell epitope. Cell, Aug 4, 2022.

5　感染後の隔離期間は短くてよい

すでに多くの人がオミクロン株に感染してしまいましたが、今後、もし自分がかかったら、仕事はいつまで休めばいいのか、どれくらい隔離が必要なのか、改めて知識を整理しておきましょう。

ただし科学的データをもって、適切な隔離期間を定めるのは簡単ではありません。大勢の感染者から、サンプルを日ごとに採取し、ウイルスを分離して、実際に感染を起こすかどうかを実証する必要があるからです。

それでもなお、米国疾病予防管理センター（ＣＤＣ）や英国国民保健サービス（ＮＨＳ）を始め、いくつかの国の政府機関が、隔離期間に関する明確なメッセージを発表してきました。どれもほぼ同じ内容ですので、概要を以下にまとめておきます。症状が出た日をゼロ日目として数えてください。無症状の場合は、検査で陽性となった日がゼロ日目です。

①自分が検査で陽性になり、発熱などの症状がある場合→6日目に隔離解除。ただし24時間以

内に発熱がないこと。10日目までマスク着用
②自分が検査で陽性になり、症状がない場合↓6日目に隔離解除。10日目までマスク着用
③同居の家族が陽性で症状がある場合↓家族の症状が出てから5日目まで自分が無症状であれば、6日目に隔離解除
④同居の家族が陽性で症状がない場合↓陽性が確認されてから3日間、家族も自分も無症状であれば、4日目に隔離解除
⑤症状が出た人と濃厚接触していた場合↓接触後3日間、自分が無症状であれば4日目に隔離解除

覚えておきたいキーワードは「5日間」です。根拠は、オミクロン株が流行の中心となった以降の経験から、「症状が出る前の1～2日間、および症状が出たあとの2～3日間に感染のほとんどが起こっている」ことがわかったからです。

注目すべきは、どの国の指針も、ワクチン接種を受けているかどうかは無関係だとしている点です。また隔離解除の条件として、検査で陰性になることを求めていません。なお③～⑤は、種々のデータに基づいて私がつけ加えたものです。

この指針は、実はインフルエンザにかかった人に対して指導されてきた、出勤や登校の禁止期間より短くなっています。

各種データからわかるのは、「新型コロナ」と「オミクロン」は、まったく別のウイルスだということです。新型コロナの流行はすでに終息しており、今はオミクロンという名の新しい風邪ウイルスが流行っていると考えると、諸々納得がいくのです。オミクロン株感染の致死率が、インフルエンザや新型コロナのそれより遥かに低いのは、すでに述べたとおりです。

【参考文献】

1) Massetti GM, et al., Summary of guidance for minimizing the impact of COVID-19 on individual persons, communities, and health care systems - United States, August 2022. CDC, Aug 11, 2022.
2) Torjesen I, COVID-19: peak of viral shedding is later with omicron variant, Japanese data suggest. BMJ, Jan 13, 2022.
3) Takahashi K, et al., Duration of infectious virus shedding by SARS-CoV-2 omicron varinat-infected vaccinees. Emerging Infectious Diseases, May 2022.
4) Jefferson T, et al., Viral culture for COVID-19 infectious potential assessment - a systematic review. Clin Infect Dis, Dec 3, 2020.
5) Finnis A, When is Covid contagious? how long you are infectious and the incubation period of coronavirus explained. i, Jul 18, 2022.
6) LaFraniere, et al., Walensky, citing botched pandemic response, calls for C.D.C. reorganization. New York Times, Aug 17, 2022.
7) Zimmer C, Why omicron might stick around. New York Times, Sep 22, 2022.

第7章 なんとか予防できないのか

1 愚かだった医師たちの行動

「コロナにかかりたくない」「どんなことをしてでも予防したい」。これは誰もが望んでいることです。

新型コロナウイルスの流行が始まったばかりの頃、ある噂がささやかれていました。喘息などの人が使う「ステロイド吸入剤」に予防効果があるのではないか、というのです。この情報を知る一部の医師だけが、他人には内緒で毎日こっそり吸入していたため、製薬企業の倉庫が空になるという、ブラック・ジョークのような話でした。

ステロイド剤は、アレルギーや過剰な免疫反応を抑える作用があることが昔から知られていました。そうならばと、吸入剤を数名の新型コロナウイルス感染患者に使ってみたら症状が良くなった、という非科学的な論文を日本語で書いた医師がいて、それが広まったようなのです。

２０２１年８月10日、感染した約２０００人を対象にした臨床試験の結果が、英国から発表されました。使った吸入剤は、国内ではパルミコート、シムビコートなどの商品名で広く使われている喘息治療薬です。結果は、この吸入剤を１日２回ずつ「２週間使い続ける」と、症状が３日早く回復するというものでした。重症化を抑える効果は認められませんでした。

しかし、この研究は少し変です。２週間も経てば、どんな感染症も治っているはずですから。案の定、その後に行われた多くの研究で、まったく効果はないことが示されました。ステロイド剤には「免疫反応を止めてしまう作用」がありますから、むしろ感染が起こりやすくなってしまうはずなのです。

コロナ禍では、医師たちの軽率な行動が目立ちました。

【参考文献】

1) Yu L-M, et al., Inhaled budesonide for COVID-19 in people at high risk of complications in the community in the UK (PRINCIPLE): a randomised, controlled, open-label, adaptive platform trial. Lancet, Aug 10, 2021.

2　薬で感染症の予防はできない理由（わけ）

インフルエンザの治療薬として知られているのがタミフルです。ひと昔前、国を挙げて「インフルエンザの予防にタミフルを！」と呼びかけていたことがあります。その後、誤りに気づき、すぐ撤回されたのですが、しかし国民はそれで洗脳されてしまいました。

私が勤務する施設でも、かつてインフルエンザ感染者が出るたび、「全職員にタミフルを配布してほしい」との要望が出される、という余波が続いていました。しかし、その要望に対する私の答えは、いつもノーでした。理由は以下のようなものでした。

・どんな薬にも必ず副作用がある
・タミフルの場合、標準の５日間の服用でも重大な肝障害を起こすことがある
・インフルエンザのシーズンが続く限り、毎日飲む必要がある
・その分、副作用は、はかりしれないものとなる
・薬を飲み続けて本当に予防ができていたかは、誰にもわからない
・副作用を被る分だけ損をするのではないか

これは、インフルエンザに限らず、薬で感染症を予防する際に必ず生じるジレンマです（ジレンマは、あちら立てればこちら立たずの状態を意味するギリシャ語）。

3　肥満は重症化のリスクだった

新型コロナウイルスに感染した際、肥満が重症化のリスク要因のひとつであることは、広く知られています。２０２１年10月25日に発表された論文で、その理由もあきらかにされています。結論を先に言えば、「新型コロナウイルスは脂肪組織に侵入しやすく、そこで秘かに増殖し全身に広がっていくから」ということです。ある研究者は、脂肪組織はアキレス腱になっていると形容しています。

どういうことか、詳しく見ていきましょう。次頁の写真は、私が実験で用いていたヒトの脂肪細胞の顕微鏡写真です。十数個の細胞が写っていますが、各細胞の中に見える無数の小さな白い粒が脂肪滴です。

脂肪細胞は、単に余分な脂肪を溜め込んでいるだけではありません。脂肪自体が活性酸素（正確にはフリーラジカル）などの攻撃を受けやすく、動脈硬化症や糖尿病など、さまざまな病気の原因のもとになっていることがわかっています。傷ついた細胞は、炎症をもたらすさまざまな物質を分泌し、遠方にある臓器に悪影響を与えるのです。また脂肪組織には、脂肪細胞だけでなく免疫細胞も多く集まっているのですが、それらが直ちに免疫反応を起こすわけではなく、じわじわと炎症を起こすようになるという特徴があります。

その論文に記載されていた実験は、手術で得られたヒトの脂肪組織を用いて行なわれていました。脂肪細胞だけを取り出して、試験管内で新型コロナウイルスを加えて培養する、という実際に即した方法でした。その結果、ウイルスのRNAが脂肪細胞内できわめて増加しやすいことがわかりました。

つぎに、脂肪組織に含まれるさまざまな細胞を分離し、同じ実験を繰り返していったところ、ウイルスはまず免疫細胞に侵入し、そのあと脂肪細胞に入り込んでいく様子が確認されました。これらの細胞にはウイルスの受け皿とされる物質（ACE2受容体）が存在せず、何か未知の侵入経路が存在することもわかったのです。

実験が複雑でポイントがわかりにくいのですが、コロナ感染症における脂肪組織の役割は、「アキレス腱」というよりもトロイの木馬のようだ、というのが私のまとめです。

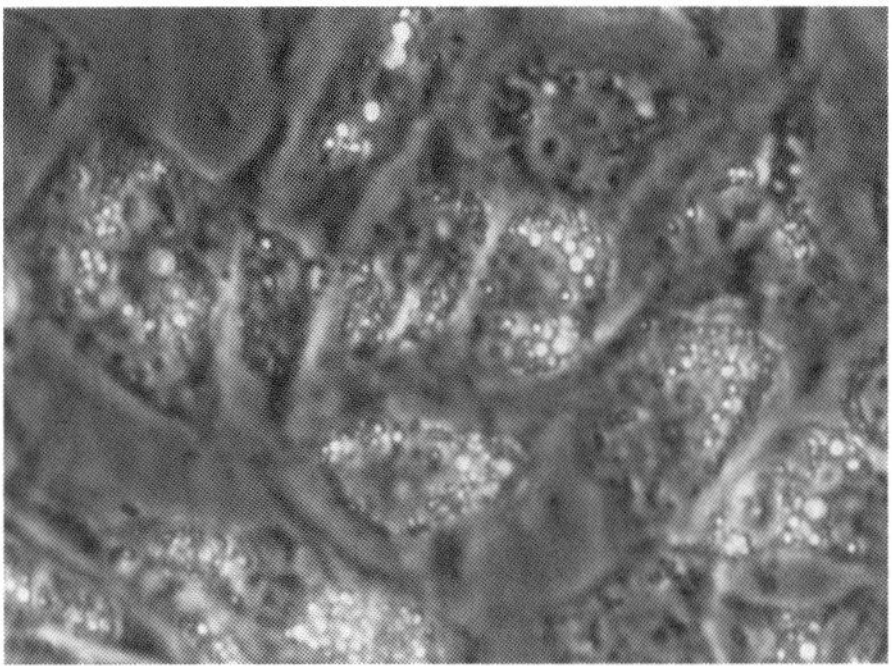

＊注　トロイの木馬とは、ギリシャ神話に出てくる逸話。ギリシャの遠征軍は、敵軍が逃げ込んだトロイアの町の城門を攻めあぐねていた。一計を案じたギリシャ軍は、巨大な木馬を作り、それを門前に置き去りにし、退却したように見せかけた。

敵方は、物珍しさから城門を開いて木馬を中に引き入れてしまったが、実は木馬の中には体の小さな兵士が大勢潜んでいて、あっという間に攻略されてしまった、という神話。ちなみに「アキレス腱」の故事もギリシャ神話に由来している。

【参考文献】
1) Rabin RC, The coronavirus attacks fat tissue, scientists find. New York Times, Dec 8, 2021.
2) Martine-Colon, et al., SARS-CoV-2 infects human adipose tissue and elicits an inflammatory response consistent with severe COVID-19. bioRxiv, Oct 25, 2021.

4　民間療法にはエビデンスがない

新型コロナの感染に対しては、決定的な予防法も治療法も、いまだ存在しません。米国のある医師は、「次から次へと効果がない薬を思いつきで使っているだけで、絶望を感じている」と、医学専門誌のインタビューに答えていました。まさにそのとおりなのです。

そんな背景もあって、東洋医学で使われてきたカワラタケやエブリコなどのキノコ、あるいはハーブなどいわゆる「生薬」に、改めてスポットを当てた研究が始まっています。中国の武漢市は、世界で最初に新型コロナの感染者がでたところですが、重症者の治療にステロイドホルモン剤など最新医学の薬とともに、生薬が使われていました。「後ろ向き調査」ながら、致死率が50％下がったとの報告もなされています。

そこに目をつけた米国の医師たちが、いくつかの臨床試験をスタートさせました。東洋医学には消極的だった米国ＦＤＡも、しぶしぶ承認したのだとか。まだ少数例の臨床試験が行なわれているだけですが、ある研究者は「きのこの成分の多糖類（でんぷんやセルロースなど）の受容体が免疫細胞にあり、ウイルス感染に予防的に働く」と述べています。

一部のキノコ、とくにエブリコは、確かに昔からインフルエンザなどのウイルス感染症に有効だとされていました。またインフルエンザの特効薬タミフルも、生薬にヒントを得たとされています。ハーブについては21種類が有力だとして、さまざまに組み合わせた臨床試験が始まっています。たとえばオウゴンというハーブは、肺の熱を冷まし、ウイルスが受容体にくっつくのを阻止するとのことです。

ただし、効果と副作用の両面で実用性が証明されたものはまだありません。なんとしてでも感染を予防したいとの思いから、生薬など民間療法に熱い期待を寄せる人も多いようです。しかし生薬の中には、感染を重症化させてしまう（サイトカイン・ストームを助長する）ものもあるとされます。しばらくは民間療法も慎重にしたほうがよいでしょう。

【参考文献】

1) Slomski A, Trials test mushrooms and herbs as anti-COVID-19 agents. JAMA, Nov 3, 2021.

5　感染リスクを予測するアプリ

米国の新聞に、ある慎重すぎる家族の行動が紹介されていました。その家族は、実家に帰省して両親とクリスマス休暇を過ごすため、まず8歳と10歳の子供も含め家族全員が2回のワクチン接種を受けました。帰省の日も迫った数日前、一家全員は自らを自宅隔離にし、さらにマスク、手洗いなど万全な感染予防対策を準備して帰省することにしました。しかし直前になって、またまた不安が募り、あるアプリにすがったのです。

それは、インターネット上で誰もが利用できる「感染リスク予測計算アプリ」なるものでした。「何人で集まるのか？」「集まる人たちの年齢は？」「ワクチンを接種しているか？」「室内で集まるのか、屋外か？」「歌ったりするのか？」「飲食は？」などの質問が次々に表示され、それらにすべて答えると、感染するリスクがどれくらいあるか計算してくれるのです。

実はこのようなアプリは、すでに欧米でたくさん作られています。作っているのは、大学などの研究者や政府機関、あるいはＮＰＯなどで、ライブなどの集会に感染者が混じっている割合などを計算してくれるアプリもあります。他人と密に接する理容や美容、あるいは虫歯の治療などは気になるところですが、そんなピンポイントのリスクを計算してくれるものもありま す。中には、毎朝アプリでリスクを計算しないと、不安で外出ができなくなった人もいるのだとか。

しかし感染リスクは、国により、地域により、あるいは時期などによっても刻々と変化していますから、予測は決して簡単ではありません。

私も、検査データや症状から病気の発生を予測する数式をたくさん作ってきましたが、やはり簡単ではありませんでした。いま手元にあるデータにぴたりと合うような数式は簡単に作れるのですが、未来の予測（たとえば明日、帰省先で感染するかなど）は、いわば神のみぞ知る部分もありますから、言ってしまえば不可能なのです。

日本製の「感染リスク予測計算アプリ」があるかどうか、寡聞にして知りませんが、たとえあったとしても、私の経験からお勧めはしません。感染予防の大原則は、不確かな未来を占うことでなく、やはり「同居の家族以外と飲食をしないこと」の一事につきます。

なお、「Covid-19」「infection」「calculator」などのキーワードでアプリを検索してみたところ、コンピュータウイルスを装った悪質な広告誘導サイトがありましたので、お気をつけください。

【参考文献】

1) Krueger A, Going out and worried about Covid safety? there's a calculator for that. New York Times, Dec 30, 2021.

2) Nasa P, et al., Expert consensus statements for the management of COVID-19-related acute respiratory failure

using a Delphi method. Crit Care 25:106, 2021.

6　やっぱりマスクは大切

「マスクは無意味」と主張する人たちがいますが、そうでしょうか？

昔からテレビなどでウイルスの専門家が語っていたのは、「ウイルスは超微小でマスクの織り目をすり抜けてしまうため意味がない」という説明でした。

しかしウイルスは、基本的にヒトや動物の細胞の中でしか生きられません。人から人へ感染するのは、患者のくしゃみや咳とともに空中に放出される霧滴に、ウイルスに侵された細胞片が混じっているためであり、ウイルスが感染力を保ったまま、単独で空中を浮遊しているわけではありません。

事実、米国で行なわれた実験によれば、インフルエンザに感染した患者から咳とともに排出されるウイルスの58％は、直径1ミクロンより大きな霧滴の中に含まれていました。ちなみに1ミクロンとは、毛髪の直径の80分の1ほどです。

等身大のマネキンに、人間と同じように呼吸をする装置を組み込んでおき、ヒトの咳を再現した装置で霧状の微粒子を吹きかけるという実験も行なわれています。マネキンにはマスクを着けましたが、このとき「普通に着ける」「完全に隙間を塞ぐ」など、条件をいくつかに分けて実験が行なわれました。

結果は明快で、マスクの隙間を粘着テープで塞いだ場合は１００％の霧滴をブロックできましたが、普通にただマスクを着けただけでは34％に留まっていました。

もっとわかりやすい実験も行なわれています。インフルエンザ感染が確認された４０７人の患者に協力を求め、２つのグループに分けた上で、一方には本人とその家族にマスクと手洗いを励行してもらい、他方には何もしないで生活をしてもらいました。その後、７日間にわたって同居の家族にインフルンザが感染したかどうかを追跡調査したのです。

実験後、マスクと手洗いをした家庭では、何もしなかった家庭に比べて、家族間感染の割合が３分の１になっていました。

こんなデータもあります。２０２２年２月、米国のマサチューセッツ州ボストン市では、公立学校のマスク着用義務を廃止することにしました。それまでは、米国疾病予防管理センター（ＣＤＣ）の勧告に従って、児童と教職員に対する終日のマスク着用を義務づけていたのです。

同市には79の学区があり、それぞれ教育委員会の権限の下に運営がなされていて、マスク着用をどうするかも各学区に任されていました。実態を調べたところ、協力の得られた72の学区のうち、70学区の学校がマスク着用義務を廃止し、残りの２学区が着用を継続していました。

追跡調査を行ない、得られたデータを最新の統計分析法で処理したところ、マスク着用を廃止した学区では、児童で31・１％、教職員では40・４％も、それぞれ新規感染者が増えてしまったとのことです。この結果は2022年11月8日に発表されました。

気をつけたいのは、マスクの周囲にできる隙間からの「横もれ」です。上の写真は、私がガーゼで作ったマスク（左）と、市販の不織布マスク（右）とを比べたものです。市販の不織布マスクは横もれしやすい点に、ご注目ください。

また私が行なった実験によれば、ガーゼを2枚重ねるだけで空中に浮遊する霧滴をほぼブロックできるのですが、写真のガーゼマスクは念のため12枚重ねにしています。さらに米国での実験によれば、ガーゼは繰り返し洗うにつれ繊維が毛羽立ち、織り目がいっそう密になっていきます。つまり繰り返し洗濯ができるのです。

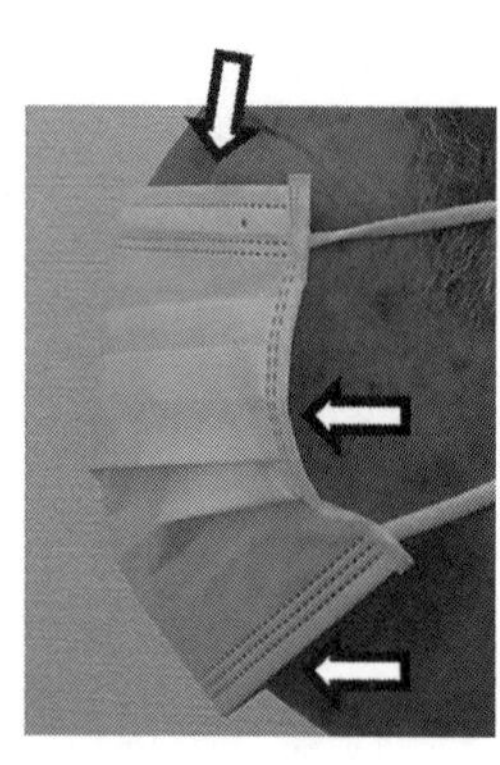

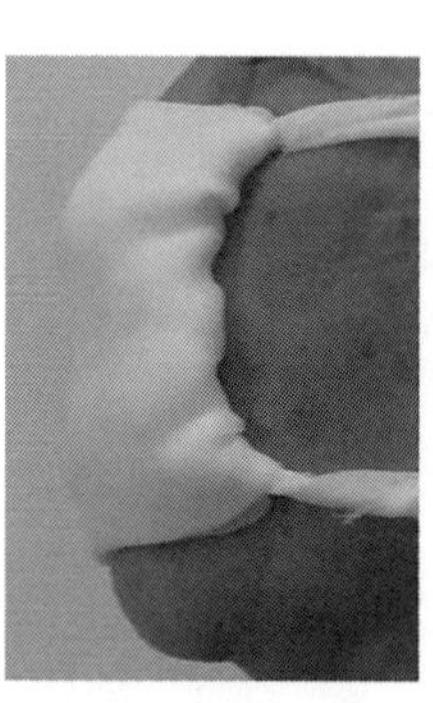

布きれ1枚など薄すぎる素材のマスクは論外ですが、逆にビニールのような空気を通さない素材では、横もれが100％起こってしまいます。満員電車に乗るときなどは、ガーゼマスク（市販品でも可）を内側に、不織布マスクを外側につけるのが私のお勧めです。これは、私が10年以上も前からインフルエンザのシーズンに実行してきたことです。

【参考文献】
1) Neil DG Jr, Mask hoarders may raise risk of a coronavirus outbreak in the U.S., New York Times, Jan 29, 2020.
2) Lindsley WG, et al., Measurements of airborne influenza virus in aerosol particles from human coughs. PLoS One 5(11): e15100, 2010.
3) Lai AC, Effectiveness of facemasks to reduce exposure hazards for airborne infections among general populations. J R Soc Interface 9(70): 938-948, 2012.
4) Cowling BJ, Facemasks and hand hygiene to prevent influenza transmission in households. Ann Intern Med 151(7): 437-446, 2009.
5) Raifman J, et al., Universal masking policies in schools and mitigating the inequitable costs of covid-19. N Engl J Med, Nov 9, 2022.
6) Cowger TL, et al., Lifting universal masking in schools – Covid-19 incidence among students and stuff. N Engl J Med, Nov 9, 2022.

7　インフルエンザのワクチンは打つべきか？

過去3年間、インフルエンザシーズンの推計感染者数は、ほとんどゼロでした。では、この次の冬はどうなるのでしょうか？

「インフルエンザワクチンを打っていた人がコロナに感染するとどうなるか」を調べた研究論文がいくつか発表されています。結論を先に言えば、どの研究も「インフルエンザワクチンを前シーズンに受けていた人は、コロナに感染しても重症化リスクが低い」となっていました。

しかし、どれも「後ろ向き調査」であり、その信憑性は著しく低いと断言できます（理由は、あとの章で）。また、インフルエンザウイルスと新型コロナウイルスの間には免疫上の接点がなく、医学的にもありえない話なのです。

インフルエンザが流行る冬、インフルエンザのワクチンは、受けたほうがいいのでしょうか。万一、インフルエンザが大流行したりすると、集団免疫が失なわれてしまっているはずですから、重症化する人が増える可能性もあります。その意味では、受けたほうがよさそうです。

では、すでにコロナワクチンを打ってしまった人は、どうすればいいのでしょうか。人類はこれまで、性質の異なる、さまざまなワクチン接種を受けてきました。現在、赤ちゃんは半年間で15回もの接種を受けることが推奨されています。幸い、重大な副作用の報告も目立つほどにはないようです。したがって、コロナワクチンを受けたあと、インフルエンザワクチンを打つことに重大な懸念はなさそうにも思えますが、長期的な副作用については、まったく不明です。インフルエンザワクチンの有効率が59％しかないことも、すでに述べました。

インフルエンザは、これまで2～3年ごとに大きな流行を繰り返してきました。インフルエンザは、新型コロナに比べて桁違いに多くの人が感染してきましたので、まさに集団免疫が効いていたものと考えられます。したがって、コロナ禍が過ぎ去ったあとに、大きな流行になる可能性もあります。

インフルエンザのワクチンは、前年に南半球で流行したウイルス株を分析し、それに合わせて製造がなされています。しかし過去3年間、大きな流行がありませんでしたから、予期せぬ変異株が出現したりすると、従来のワクチンで対応できないことになってしまいます。あきらかな変異株の出現はなくとも、２０１９年のデータによれば、ワクチンの有効率はわずか39％に低下していました。

もしインフルエンザワクチンを接種するなら、ベストなタイミングは12月初旬です。なぜなら、免疫がつくのに約1ヶ月かかり、実際に流行するのは1～3月で、しかも有効期限がほぼ3ヶ月しかないからです。インフルエンザの大きな流行があるとすれば、それは人々が基本的な感染対策を怠ってしまったときです。

打つか打たないかは、以上のデータを参考の上、どうぞ自分でご判断ください。

【参考文献】

1) Yang MJ, et al., Influenza vaccination and hospitalizations among COVID-19 infected adults. J Am Board Fam Med, Feb, 2021.
2) Taghioff SM, et al., Examining the potential benefits of the influenza vaccine against SARS-CoV-2: a retrospective cohort analysis of 74,754 patients. Plos One, Aug 3, 2021.
3) Moyer MW, This flu season is different - here's how to prepare. New York Times, Nov 3, 2021.

第8章　治療薬の開発は難しい

1　疑惑の飲み薬、モルヌピラビル

政府は、新型コロナのワクチンや治療薬の施策に前のめりとなっています。そのひとつが、米国メルク社が開発した飲み薬「モルヌピラビル（商品名ラゲブリオ）」でした。新聞各紙は、初の飲み薬として特例承認され、すでに160万人分の購入契約を同社と結んでいると報じていました。重症化率を30％下げる効果があった、というのが根拠のようです。

しかし世界では、この薬の賛否を巡る激しい応酬が、最初から繰り広げられてきました。と言っても、この薬を支持する意見は、ほぼメルク社の経営陣と同社専属の研究者らに限られていました。

否定的な見解を示している大多数の研究者たちは、主に2つの理由を挙げていました。ひとつは、効果に重大な疑問があるということです。プラセボと比較した臨床試験が2つあり、一方が762人を対象にして2021年の5月から8月初旬に、他方は646人を対象に8月から10月初旬にそれぞれ行なわれたものでした。

ところが、前者の調査で、モルヌピラビルを飲んだ人たちがプラセボに比べて重症化する割合が半減したと結論されたにもかかわらず、後者では効果がまったく認められなかったのです。企業側は「理由はわからない」とコメントしていますが、政府委員のひとりは「後者の臨床試験が行なわれた時期はデルタ株が全盛だった」とし、この薬は変異株に効かないようだと述べていました。

もっとはるかに重大な懸念は、この薬が「ウイルスのRNAを書き換えて死滅させる」という働きをすることから、ヒトのDNAにも組み込まれてしまうのではないかということです。

米国ノースカロライナ大学の研究者は、試験管内でハムスターの細胞にモルヌピラビルを32日間加えたところ、DNAに組み込みが起こっていたと報告しています。これに対し企業側は、「同じ条件で、げっ歯類で実験を行なったが、DNAへの組み込みは認められなかった。人間では5日間服用するだけなので問題ない」と反論しました。

研究者の多くは、その原理から考えて、ヒトのDNAへの組み込みが起こる可能性は高いと考えています。メルク社に対し「げっ歯類で行った実験のデータ」を論文にして公表すべしと迫っていますが、いまのところ応じる気配はありません。

この薬は、ウイルスのRNAのコピーが作られるとき、つまりウイルスが分裂する際、無意味な人工コードを組み込むように設計されており、もしそれがヒトのＤＮＡにも起こるようなら、がんの発生や胎児への重大な影響を心配しなければならないことになります。

この薬は日本政府も力をいれていたことから、テレビでも大々的に報じられ、一般市民の知るところとなりました。政府が買い上げる形で、医療機関には無償で配布されていました。

ちょうどその頃、私の勤務先でもオミクロン株による集団感染が発生したのですが、ご家族から「お前の管理が悪いから、うちの親が感染してしまった。テレビで宣伝しているあの薬を最優先で使え！」と、強く迫られました。やむをえず処方することにしましたが、効果もないことがわかっていましたので、心の中で患者さんには詫びるしかありませんでした。

ご家族を責めるつもりはまったくなく、国民に間違った知識を植えつけてしまった元凶は誰なのか、考えることしきりでした。

【参考文献】

1) Kabinger F, et al., Mechanism of molnupiravir-induced SARS-CoV-2 mutagenesis. Nat Struct Mol Biol 28: 740-746, 2021.
2) Eastman Q, Molecular picture of how antiviral drug molnupiravir works. The Emory Health Science Research Blog, Sep 8, 2021.
3) Kozlov M, Merck's COVID pill loses its lustre: what that means for the pandemic. Nature, Dec 13, 2021.
4) Muwller B, Merck's Covid pill might pose risks for pregnant women. New York Times, Dec 13, 2021.
5) O'Brien, et al., Effect of subcutaneous casirivimab and imdevimab antibody combination vs placebo on

development of symptomatic COVID-19 in early asymptomatic SARS-CoV-2 infection, a randomized clinical trial. JAMA, Jan 14, 2022.

2　治療薬レムデシビルにエビデンスなし

「レムデシビル」という薬をご存知でしょうか？　コロナ禍になって最初に、世界中のメディアが特効薬として報じた薬です。当時のトランプ大統領が、ホワイトハウスに製薬企業のトップを集めたあと、記者会見で口にした名称でもあります。トランプには初耳だったようで、演説原稿に書かれたスペルを読めずに四苦八苦していました。その夏、彼が感染して軍病院に入院した折、主治医団がこの薬を使ったと語っていました。

レムデシビルは、コロナウイルスが分裂する際、ＲＮＡの間に忍び込んでウイルスを死滅させるという働きをします。この薬については、これまで膨大な数の臨床試験が行なわれてきましたが、その多くは「効果なし」との判定を下したものでした。

２０２２年1月27日、この薬を改めて評価した論文が発表されました。臨床試験の対象になったのは、12歳以上で、重症化の危険因子をひとつ以上もっているという感染者です。そのうち同意の得られた５６７人を均等に２つのグループにわけ、一方にレムデシビルを、他方にプラセボ（偽薬）をそれぞれ使いました。

わかったことは2つありました。入院治療が必要になった人の割合でみると、プラセボ群が5・3％だったのに対し、レムデシビル群では0・7％に下がっていて、あきらかな効果が認められました。この差を1000人あたりの人数に換算すると、レムデシビル群のほうが47人少なくなるという計算になります。ところが、体内のウイルスを調べて比べたところ、両群で差が認められなかったのです。この点は、過去に行なわれた多くの調査でも指摘されていて、「これでは他人に感染させてしまうリスクは改善されない」と批判されていました。ウイルス量が減らないにもかかわらず、重症化率が小さくなった理由はわかっていません。

この薬は、最低でも3日間の点滴が必要です。したがって普通は病院で受けることになりますが、点滴が必要な他の薬、たとえば「抗体カクテル」ではウイルス量も減らせる効果がありますので、レムデシビルの出番はないことになります。また国内で1人分の価格が25万円（投与量によって異なる）もすることから、経済面でもメリットはありません。

この薬に対する私の最終評価は、「データに疑問あり」です。

【参考文献】

1) Heil EL, et al., The Goldilocks time for remdesivir - is any indication just right? N Engl J Med, Dec 22, 2021.
2) Gottlieb RL, et al., Early remdesivir to prevent progression to severe Covid-19 in outpatients. N Engl J Med, Jan 27, 2022.

3 ファイザー社の飲み薬を評価する

２０２２年1月18日、ファイザー社は自社のホームページで、「お知らせ：コロナの錠剤『パクソロビド』がオミクロン株に対し有効であることを、試験管内の実験で見事に証明しました」との文章を掲載しました。その直前の12月22日、米国食品医薬品局（ＦＤＡ）は緊急使用許可を出しています。

新型コロナウイルスは、一本のひも状になった遺伝子情報（ＲＮＡ）を持っているだけで、それ以外の高度な仕掛けは一切ありません。そのひも状の遺伝子情報には、トゲトゲ蛋白の他にも、ウイルス自身が生きていくための必須の酵素などを作るためのコードも含まれています。ファイザー社の薬は、その酵素のひとつをブロックするように設計されたものです。そのためウイルスは増殖することができず、生き残れないはずだというのです。

実はこの薬、パクソロビドは、一種類だけでは効果が弱く、昔から使われてきたエイズ（ＨＩＶ）の薬といっしょに服用するようになっています。しかし、エイズの薬は他の薬との相互作用がきつく、エイズの治療経験がない医師はよく勉強してから使ってほしい、と米国の国立衛生研究所が注意を喚起しているほどです。

なぜかと言うと、酵素をブロックする作用があるため、ヒトの体内にある大切な「薬物を代謝する酵素」まで止めてしまうからです。そのため、いっしょに服用してはいけない薬が無数にあり、たとえば降圧剤の一部、鎮痛解熱剤、抗がん剤、ワーファリンなどとなっています。

以下、これまでの情報から、この薬の「評価できる点」と「疑わしい点」をまとめました。

〈評価できる点〉

培養細胞と本物の新型コロナウイルスを使った実験が行なわれていて、その結果が非常に詳しく、かつ詳細な学術論文として発表されている。論文の件数も多いが、すべてファイザー社の社員が書いたものとなっている。印象深いのは、論文の記載が、まるで学校の教科書のように、平易な英語で丁寧に書かれていることである。この一事から推測できるのは、論文が宣伝用パンフレットとして使えるよう、専門のライター（ゴーストライター）に執筆が依頼されただろうということ。また、実験のレベルが高く、同社には大勢の優秀な研究者が雇用されていて、基礎研究を大学などに頼る必要がないようだ。

〈疑わしい点〉

臨床試験がまだ終わっていない段階で、同社のホームページには、「重症化を89％防ぐ」との掲示がなされていた。試験が行なわれたのは、まだオミクロン株が存在しなかった時期のデータということになる。しかもオミクロン株に対する臨床試験が行なわれていなかったにもかかわらず、試験管内の実験データを理由に、オミクロン株にも有効だと主張していた。また、一緒に服用できない薬の種類があまりに多く、危険な副作用が起こるリスクも計り知れない。

【参考文献】
1) Pfizer shares in vitro efficacy of novel COVID-19 oral treatment Paxloid against omicron variant. Pfizer, Jan 20, 2022.
2) Pfizer's novel COVID-19 oral antiviral treatment candidate reduced risk of hospitalization or death by 89% in interim analysis 2/3 EPIC-HR study. Pfizer, Nov 5, 2021.
3) The COVID-19 treatment guidelines panel's statemant on potential drug-drug interactions between ritonavir-boosted nirmatrelvir (Paxlovid) and concomitant medications. NIH, Dec 30, 2021.
4) Owen DR, et al., An oral SARS-CoV-2 Mpro inhibitor clinical candidate for the treatment of COVID-19. Science, Dec 24, 2021.
5) Rai DK, et al., Nirmatrelvir, an orally active Mpro inhibitor, is a potent inhibitor of SARS-CoV-2 variants of concern. bioRxiv, Jan 19, 2022.
6) Greasley SE, et al., Structural basis for nirmatrelvir in vitro efficacy against the omicron variant of SARS-CoV-2. bioRxiv, Jan 19, 2022.

4　新薬の総合評価

新薬の評価結果が続々と発表されています。表8−1は、前著『本当に大丈夫か、新型ワクチン』に掲載したものを、最新状況を踏まえて更新したものです。表中の記号は以下のとおりです。

米国認可：何らかの形で米国政府がお墨付きを与えたもの
日本認可：健康保険の対象になっているか、あるいは政治判断で緊急承認されたもの
△：他の病気では保険が利くが、コロナでは適用されないもの

ウイルス感染症の治療には、３つの段階があります。最初は体内に侵入したウイルスが細胞内に入り込まないようにする段階、次が細胞内でウイルスが増殖しないようにする段階、そして最後はウイルスが暴れ回ったあと、体内で炎症物質と消炎物質が入り乱れて収拾がつかなくなった状態を解消する段階です。最初の段階で働くのが抗体カクテル、次の段階ではレムデシビルやモルヌピラビルなどの薬、最後はウイルスと無関係に起死回生の働きをするデキサメタゾン（ホルモン剤）です。

ここまで、第一段階で有効性が確認されていた唯一の治療法が、抗体カクテルのロナプリーブ（米国リジェネロン社）でした。しかしオミクロン株には効かないことがわかっています。いまのところ、細胞内へのウイルスの侵入を阻止したり、重症化を予防したりできる薬で安心して使えるものは、ひとつもないと考えてよいでしょう。

	名称	エビデンス	認可	
			米国	日本
ウイルスの増殖を抑える	レムデシビル	最初からもっとも広く使われている 効果はほぼ否定されている	○	○
	モルヌピラビル	初の錠剤、メルク社製 DNA を組み換えるリスクあり	○	○
	パクソロビド	錠剤の第２弾、ファイザー社製 併用すると危険な薬が多数あり	○	○
	ゾコーバ（S-217622）	錠剤の第３弾、塩野義社製 一度は効果証明できず見送りに	×	○
	アビガン	インフルエンザ治療薬、効果は否定 日本の製薬企業が開発した	○	○
ウイルスをブロックする	組み換え ACE-2	トゲトゲ蛋白をブロック、効果不明	×	×
	イベルメクチン	広く使われているが、効果はランダム化比較試験で完全に否定された	△	△
	オレアンドリン	強力な毒物で危険	×	×
	ロピナビル、 リトナビル	エイズの薬、効果は否定的	×	×
	クロロキン	マラリアの薬、効果は完全に否定	△	△
抗体治療薬	バブラニブマブ・ エテセビマブ	抗体カクテル、使用は限定的	○	×
	ロナプリーブ (REGEN-COV)	抗体カクテル、評価は高い	○	○
	ソトロビマブ	単一抗体、軽症〜中等症に有効？	○	○
	エバシェルド (AZD7442)	アストラゼネカ社製 感染予防効果が半年続くが、重症化予防は製薬企業の調査で効果あり、それ例外の調査で効果なしとの結論 オミクロン株には効果なし	○	○
	トシリツマブ	関節リウマチの薬、中外製薬 効果は疑問	○	○
その他	回復者血漿療法	日本でも治験中、効果は否定された	○	○
	インターフェロン	治験中、効果は不明	△	△
	デキサメタゾン	昔からあるホルモン剤、重症者での有効性が確立（6mg/日）	○	○
	アクテラム （トシリズマブ）	過剰な炎症物質（IL-6）をブロック ２つの臨床試験で効果なしの判定	△	△
	アジスロマイシン	昔からある抗生物質の１つ 効果は否定的	○	△
	バリシチニブ	関節リウマチの薬、イーライリリー社 効果は疑問	○	○

図８－１

【参考文献】

1) Wu KJ, et al., Coronavirus drug and treatment tracker. New York Times, Oct 7, 2021.
2) Spinner CD, et al., Effect of remdesivir vs standard care on clinical status at 11 days in patiens with moderate COVID-19, a randomized clinical trial. JAMA, Aug 21, 2020.
3) The COVID STEROID 2 Trial Group, Effect of 12mg vs 6mg of dexamethasone on the number of days alive without life support in adults with COVID-19 and severe hypoxia, The COVID STEROID 2 Randomized Trial. JAMA, Oct 21, 2021.
4) Temple C, et al., Toxic effects from ivermectin use associated with prevention and treatment of Covid-19. N Engl J Med, Oct 20, 2021.
5) Robbins R, Pfizer says its antiviral pill is highly effective in treatng Covid. New York Times, Nov 5, 2021.
6) Writing Committee for the REMAP-CAP Investigators, Effect of convalescent plasma on organ support-free days in critically ill patients with COVID-19, a randomized clinical trial. JAMA, Oct 4, 2021.
7) Takashita E, et al., Efficacy of antibodies and antiviral drugs against Covid-19 omicron variant. N Engl J Med, Jan 22, 2022.
8) RECOVERY Collaborative Group, Casirivimab and imdevimab in patients admitted to hospital with COVID-19 (RECOVERY): a randomised, controlled, open-label, platform trial. Lancet, Feb 12, 2022.
9) Hermine O, et al., Effect of tocilizumab vs usual care in adults hospitalized with COVID-19 and moderate or severe pneumonia, a randomised clinical trial. JAMA Intern Med, May 3, 2021.
10) Authors not mentioned, Tixagevimab and cilgavimab (Evusheld) for pre-exposure prophylaxis of COVID-19. JAMA, Jan 25, 2022.
11) Young C, et al., Tocilizumab in treatment for patients with COVID-19. JAMA Intern Med, Apr 5, 2021.
12) Arbel R, et al., Nirmatrelvir use and severe Covid-19 outcomes during the omicron surge. N Engl J Med, Aug 24, 2022.

13) Levin MJ, et al, Intramuscular AZD7422 (tixagevimab-cilgavimab) for prevention of Covid-19. N Engl J Med. Apr 20, 2022.
14) ACTIV-3-Therapeutics for Inpatients with COVID-19 (TICO) Study Group, Tixagevimab-cilgavimab for treatment of patients hospitalised with COVID-19: a randomised, double-blind, phase 3 trial. Lancet Respir Med, Jul 8, 2022.
15) Montgomery H, et al., Efficacy and safety of intramuscular administration of tixagemab-cilgavimab for early outpatient treatment of COVID-19 (TACKLE): a phase 3, randomised, double-blind, placebo-controlled trial. Lancet Respir Med, Jun 7, 2022.

5　重症化した場合の最適治療

新型コロナウイルスに感染して入院した人が、どのような治療を受けていたかを調べたという興味深い論文が、栃木県にある「栃木医療センター」から発表されました。対象となったのは、すでに論文発表の時点で１０５６人もの感染者を収容していた同病院の患者で、年齢は平均50歳、男性が63％、女性が37％でした。

使われていた薬のうちの上位２剤は、前節の表中、「エビデンスあり」として紹介したものです。多い順に、デキサメタゾン（ホルモン剤）が18・９％、ロナプリーブ点滴薬（抗体カクテル）が７・８％、そしてアクテラム点滴薬（炎症物質阻害剤）が１・５％の人に、それぞれ使われていました。レムデシビルやイベルメクチンが使われた人はいませんでした。

論文を書いた医師たちの関心事のひとつは、「抗生物質がどれくらい使われているか」でした。この薬は細菌感染に使われるもので、コロナのようなウイルス感染に対する直接的な効果はありません。調査の結果、同病院に搬送されてくる前からすでに抗生物質が使われていた人が9・9％だったのに対し、入院後は1・7％に留まっていることがわかりました。ウイルス感染と同時に細菌感染が起こることもありえますから、抗生物質の使用が必ずしも間違いとは言えませんが、この点でも適切な判断がなされていたようです。

この病院では、最新のエビデンスに従った最適な薬剤選択がなされていたことになります。ほかの医療機関でどのような治療がなされているのかはわかりませんが、全国どこでも賢明な選択が行なわれていることを願うばかりです。

この章のまとめとして、新薬が世に登場したとき、その信頼性を判断するための鉄則をご紹介します。

・製薬企業が関わった論文には必ず忖度や不正があると思え！
・良すぎるデータは疑え！
・新薬にはすぐ飛びつくな！

【参考文献】

1) Komagamine J, et al., Evaluation of antimicrobial drug use and concurrent infections during hospitalization of patients with COVID-19 in Japan. JAMA Network Open, Feb 18, 2022.

Ⅲ

自分で判断して生きる

第9章　うわさのウソ、ホント？

1　フェイクニュースの元締め

コロナが流行り始めたばかりのころ、「スーパー・スプレッダー」という言葉が世界的に話題になりました。スプレッダーは「ばらまく人」という意味です。一人で大勢にウイルスをうつしてしまう人のことで、集団感染の原因を作っているとされます。本人に罪があるとは限らず、何か特異体質があるわけでもなく、たまたま最初のきっかけになっただけなのでしょう。

そんな人がスーパー・スプレッダーと呼ばれたのですが、いま、この言葉がまったく別の意味で使われています。

ワクチンに反対するためのフェイクニュースがあとを絶ちませんが、世界中で流れている65％の発信源が特定され、12人いることがわかりました。ブラックリスト入りしたこの人たちには、すでにニックネームもあり「ディスる12人」（Disinformation Dozen）です。ハリウッド映画『オーシャンズ12』のパロディです。その頂点に君臨しているのが、米国フロリダ州に住むマーコーラ博士なる人物です。

この人は、バリバリの「ワクチン反対主義者」で、それどころか現代医療のすべてを否定し、その陰で自然食品のブランドを立ち上げ大儲けしているのだそうです。本人は「細々とツイッターに投稿しているだけ」と釈明していますが、そのフェイクニュースは世界中の言語に翻訳され、全世界を駆け巡っています。もちろん日本も例外ではありません。

「さまざまなサイトに載っているからといって真実とは限らない。元を正せば一人のいたずらだったりする」と、これまで処々で述べてきましたが、そのとおりだったのです。コロナワクチンは最新医学の話ですから、フェイクニュースを流すにも、ある程度の専門知識が必要です。もっともらしいウソが多く、単なる愉快犯の仕業と違うようだとは感じていましたが、犯人は博士の肩書をもつ人だったのです。

ＳＮＳ上に溢れる、過激な言葉に彩られた話、荒唐無稽としかいいようのないニュースには決して振り回されないよう、改めてお願いします。フェイクニュースは、ワクチンの害を真剣に考える人たちの意思と善意を傷つけています。

【参考文献】

1) Frenkel S, The most influential spreader of coronavirus misinformation online. New York Times, Jul 24, 2021.

2) Kavi A, How HIPAA law works and why people get it wrong. New York Times, Jul 24, 2021.

2　改造ｍＲＮＡは遺伝子に組み込まれる

ヒトの遺伝子（正確にはゲノム）は、細胞内で「核膜」と呼ばれる袋に包まれ、大切に保存されています。その本体であるＤＮＡは、単に遺伝情報を子孫に伝えるだけでなく、日々の生命活動を支えるため、刻々と活動しています。

たとえば、血液中のぶどう糖は大切なエネルギー源ですが、それが不足してくると、まず信号が遺伝子に伝わります。すると、「ぶどう糖を細胞内に取り込むたんぱく質」を作るコードが遺伝子からコピーされ、メッセンジャーＲＮＡとなります。これは直ちに核膜を通り抜け、細胞内の「たんぱく合成工場」に運ばれていきます。

合成が無制限に続いてしまうのは困りますから、ｍＲＮＡは「決して核の中にはもどらず」、「短時間で分解されてしまう」という運命をたどります。核膜は、ｍＲＮＡがゲノムの近くに戻っていかないよう、一方通行の整理を行なっているからです。

一方、核膜の内側では、「ゲノムＤＮＡ↓ｍＲＮＡ↓ＤＮＡへ逆変換↓別の部位への組み込み」という出来事がまれに起こっています。理由はわかっていませんが、発がんなど病気の原因になっているとも言われています。

これらの事実から、「細胞内でｍＲＮＡがＤＮＡへ逆変換されることはなく、組み込みも起こらない」と、すべての専門家が考えてきました。私もそのように理解していました。

しかし、その後、スウェーデンの科学者が行なったある実験から、この話は全面的に書き改めなければならないことになりました。実験では、ファイザー社製ワクチンをがんの培養細胞に加えたところ、あってはならない出来事、つまり「改造ｍＲＮＡがＤＮＡに逆変換される」ことが確認されたのです。「生物の大原則」を覆したこの実験結果は、しかし、わかってみれば十分に納得できるものでした。

これを理解するポイントは２つあります。ひとつは、細胞が分裂する際、ＤＮＡも２つに分かれますが、そのとき核膜が消えＤＮＡが露出するのです。実験に使ったのはがん細胞でしたから、分裂も盛んです。もうひとつのポイントは、核内でしか働かないはずの特殊な「ＲＮＡ→ＤＮＡ逆変換酵素」が、細胞分裂の際、核外にしみ出てしまうということです。

細胞分裂は（脳神経系を除く）すべての細胞で絶えず起こっていますから、この出来事は誰にでも、いつでも起こることになります。とくに次世代につながる精子にも起こりうるのです（卵子は細胞分裂しない）。

ただし、逆変換されたＤＮＡが、実際にヒトのゲノムに組み込まれたという事例は、まだ確認されていません。人類のゲノムがワクチンによって侵されるかどうかという最重要課題ですから、研究の進展を注視していく必要があります。

【参考文献】

1) Zhang L, et al., Reverse-transcribed SARS-CoV-2 RNA can integrate into the genome of cultured human cells and can be expressed in patient-derived tissues. PNAS 118, 21, 2021.
2) Sit THC, et al., Infection on dogs with SARS-CoV-2. Nature, Oct 20, 2020.
3) Cullen BR, Nuclear RNA export. J Cell Sci 116: 587-597, 2003.
4) Vargas DY, et al., Mechanism of mRNA transport in the nucleus. PNAS 102: 17008-17013, 2005.
5) Nirenberg E, No, really, mRNA vaccines are not going to affect your DNA. on line, Nov 25, 2020.
6) Zhang L, et al., SARS-CoV-2 RNA reverse-transcribed and integrated into the human genome. bioRxiv, Dec 13, 2020.
7) Sousa A, et al., mRNA, nanolipid particles and PEG: a triad never used in clinical vaccines is going to be tested on hundreds of people. Biomed J Sci Tech Res, Feb 22, 2021.
8) Alden M et al., Intracellular reverse transcription of Pfizer BioNTech COVID-19 mRNA vaccine BNT162b2 in vitro in human liver cell line. Curr Issues Mol Biol, Feb 25, 2022.
9) Mita P, et al., LINE-1 protein localization and functional dynamics during the cell cycle. eLIFE, Jan 8, 2018.

3　トゲトゲ蛋白はＤＮＡを破壊する？

世界の多くのメディアが取り上げたニュースの中には、真偽の判断ができないものもあります。たとえば「トゲトゲ蛋白がＤＮＡをハイジャック」というタイトルの記事があり、出処はウイルスの専門誌でした。

試験管内で培養した細胞に、トゲトゲ蛋白の遺伝子を導入して作らせ、細胞のＤＮＡに生じた変化を調べた、という研究です。結論は、免疫の仕組みに関わるＤＮＡの重要な一部分が破壊された、というショッキングなものでした。

この論文を読んだ私の感想は、「実験方法も書き方も、ずさん」というものでした。この種の実験を行なうには、他の物質や別の遺伝子でどうなるのか、繰り返し行なっても同じ結果になるのか、結果に影響を与えた条件は他になかったのか、などなど膨大な実験を繰り返す必要があります。この論文では、そのような記載がほとんどなかったのです。

またコロナワクチンについては、「トゲトゲ蛋白の全体を作らせる現行のワクチンは危険だが、一部だけに限定した不活化ワクチンのようなものにすれば安全」と、論文の最後に書いてあるのですが、そのような実験が行なわれた形跡もありませんでした。

この論文が掲載された3日後、同じ専門誌に「この論文は疑わしい」との記事が投稿されました。わずか10行の記事でしたが、まさに私の懸念を指摘したものでした。

不思議なのは、このようにずさんな論文が、なぜ審査をパスしてしまったのかです。専門誌に論文の原稿が投稿されると、編集長は複数の専門家に審査を依頼します。その審査結果は「少し文章を直せば掲載可」「追加の実験が必要」などから、「無条件に却下」までさまざまです。もし私がこの論文の審査を依頼されていたとすれば、無条件却下の判定をくだしていたと思います。

この論文の結論が正しいのかどうかはわかりません。少なくとも正しいことの証明がなされていない「もっともらしい話題」がメディアで報じられてしまうと、世の中はますます混乱してしまいます。フェイクニュースとは言えないまでも、ずさんな研究情報がネットの世界に満ち溢れていました。

【参考文献】
1) Jiang H, et al., SARS-CoV-2 spike impairs DNA damage repair and inhibits V(D)J recombination in vitro. Viruses, Oct 13, 2021.
2) Freed EO, et al., Expression of Concern: Jiang, H.; Mei, Y.F. SARS-CoV-2 spike impairs DNA damage repair and inhibits V(D)J recombination in vitro. Viruses 13, 2056, Dec 22, 2021.

4　ワクチンは母乳に影響しない？

判断の難しい話は、ほかにもいろいろあります。カリフォルニア大学の研究者が、母乳に関する適切な実験を行なってくれました。ボランティア7人を募り、ファイザー社かモデルナ社のワクチンを「接種する前」と「2回接種したあと」で母乳を提供してもらい、改造ｍＲＮＡが含まれているかどうかを実際に測定してみた、というものです。

分析の結果、接種後の母乳には、ワクチンの主成分であるｍＲＮＡはいっさい含まれていないことがわかりました。一見、簡単そうにみえるこの研究を、私は高く評価したいと思います。なぜなら、ヒトの体液から改造ｍＲＮＡそのものを測定しようとした試みは、世界で初めてだったからです。誰も測ったことがない物質の測定は、非常に難しいものです。

「誤って関係のない物質を測ったりしていないのか」、「別の人が測っても同じ結果になるのか」、「微量でも測れているのか」、「逆に過剰に含まれていても、きちんと測れているのか」、「母乳などのサンプルを保存する温度や湿度は適切だったのか」等など、果てしないツッコミに応えられなければ、確かに測ったとは言えません。この論文を発表した研究者たちは、測定の大原則とも言うべく、これらの条件を見事にクリアしていました。

問題は、結論だけを見聞きした専門家や政治家が、「ワクチン接種後も授乳は大丈夫」など発言していた可能性があることです。

２０２１年8月11日、母乳に与える影響の第2報が出ました。授乳中の女性33名に協力を求め、ワクチン接種前と、２回接種の2週間後、それに4週間後の3回ずつ母乳を提供してもらって調べた結果です。対象にしたワクチンはファイザー社製のみです。

測定したのはトゲトゲ蛋白に対する抗体です。中和抗体とは限らず、（IgGと呼ばれる）抗体のすべてです。結果は明快で、２週間後も4週間後も、どちらも接種前の約２４０倍にも上昇していることがわかりました。もちろん上昇の程度には個人差があり、母親の血液中の抗体量が多いほど、母乳中の量も多くなっていました。

赤ちゃんは、母乳を介してお母さんから免疫物質を受け取るとされていますが、コロナワクチンの場合、良い影響を受けるのか、それとも副作用を被るのかは、いまのところ不明です。

新型コロナワクチンによる健康被害を懸念する研究者は、本書を執筆中のいまになって、急速に増えてきています。この項を執筆中にも、新たな情報が飛び込んできました。ファイザー社かモデルナ社製のワクチンを接種した授乳中の母親11人に協力を求め、直後の母乳を提供してもらって遺伝子検査をしたところ、５人のサンプルからワクチンのｍＲＮＡが検出されたという報告でした。ワクチン接種後、45時間以内に採取されたサンプルだったとのことです。

【参考文献】
1) Golan Y, et al., Evaluation of messenger RNA from COVID-19 BTN162b2 and mRNA-1273 vaccines in human milk. JAMA, Jul 6, 2021.
2) Esteve-Palau E, et al., Quantification of specific antibodies against SRSR-CoV-2 in breast milk of lactating women vaccinated with an mRNA vaccine. JAMA, Aug 11, 2021.
3) Hanna N, et al., Detection of messenger RNA Covid-19 vaccines in human breast milk. JAMA Pediatr, December, 2022.

第10章 専門家の間違いを正す

1 後ろ向き調査のまやかし

前章では、不確かな情報が世の中に出回ってきた背景をご紹介してきました。偽りのデータがなぜ世の中にはびこってしまうのか、問題の核心に迫ります。

テレビなどで専門家と称する人たちが繰り返し述べてきたのは、「ワクチン接種の有効性については科学的根拠がある」というものでした。

その根拠となっていたデータは、「ワクチンを自分の意思で打った人たち」と「打たないことにした人たち（何らかの事情で打てなかった人も含む）」を比べたら、「打った人たちのほうで感染が少なかった、あるいは重症化した人が少なかった」から、というものでした。

このような方法は、結果がわかったあとになって、振り返って2つのグループを分け比べているだけですから、「後ろ向き調査」とも言われます。一方、ボランティアを募り、生活習慣や病歴などさまざまな情報を集め、すべてが均等になるように2つのグループを事前に設定し、結末を見届けるという方法は「前向き調査」です。

過去、特定の医療行為について、前向き調査と後ろ向き調査がたまたま同時期に行なわれることがありましたが、両者で正反対の結論になるのが常でした。前向き調査が真実を証明する唯一の手段であることは世界中の研究者が認めているのですが、論文の発表件数でみると、後ろ向き調査のほうが圧倒的に多くなっています。その理由は、コンピュータに記録されているデータをただ集計するだけで済むため、お金も人手も、そして時間もかからないからです。

それにもかかわらず、一流とされる学術専門誌の多くが、これらの論文を掲載し続けているのです。あえて専門誌を擁護する説明をするなら、それら論文は、「このような条件で、このデータを分析したら、こんな結果になった」と、一応は研究発表のスタイルに適っています。それをどのように解釈し、どう利用するかは、論文の読み手の責任だというのでしょう。

しかし、その甘さが、現代医療に混乱をもたらす重大原因になってきたのはあきらかです。私自身、20年以上前から、この誤りを正すための数学的検証を重ね、その結果を論文にまとめて海外の専門誌の投稿したことがあります。タイトルは「後ろ向き調査のデータは専門誌に掲載すべきでない」です。しかし論考不十分との理由で不採択となり、いま原稿は机の引き出しの中です。

２０２１年の暮れ、英国スコットランドの当局が発表したデータは、ワクチン接種を受けた人たちのほうで、感染率がむしろ高くなることを示すものでした（13〜14頁参照）。典型的な後ろ向き調査でしたが、このデータに対し英国保健安全局は、ブログで以下のような注意喚起を国民に行なっていました。

このデータは、条件がそろっていないグループを比べただけであり、ワクチンの効果を否定するものではないので、誤った解釈をしないように。以下は、比べていけない理由である。

・接種した人たちは、もともと健康に関心が強く、コロナの検査も積極的に受けたはず
・接種した人たちは、年齢や家庭環境から感染リスクが高く、接種にも積極的だったはず
・接種した人たちは、自由に動き回るなど、感染リスクも高まっていたはず
・接種していない人たちは、とっくに感染し自然免疫ができていたかもしれない

つまり後ろ向き調査の欠陥について私の言いたかったことを、図らずも英国政府が適切に代弁してくれたのです。もし、このデータが逆の結果になっていたら、そしらぬ顔で「ワクチンを接種しなかった人に感染が多かった。だから追加接種をもっと受けよう」とコメントしていたに違いありません。

【参考文献】
1) Ramsay M, Transparency and data - UKHSA's vaccines report. UK Health Security Agency, Nov 2, 2021.

2　全数把握、定点観測の真実

「一家で感染したが、全員自宅療養だった。医療保険に入っていたお陰で、自宅療養でも入院給付金がもらえることがわかって、よかった！」という話を、周囲からよく聞きました。「みなし入院」と呼ばれるこの対応は、国からの要請に各生命保険会社が応えた形で始まったものでした。しかし自宅療養者が全国で日に１００万人を超えるようになり、保険会社も想定外の危機的状況に陥ってしまったのです。

２０２２年8月24日、政府は「全数把握を見直す」と、唐突に発表しました。同時に、特別措置法によって危険な感染症に指定されていた新型コロナを、インフルエンザ並みの扱いする方向で検討する、というややこしい話でした。

日本政府は、法律上の扱いを変えようとしない、かたくなな態度を取り続けてきました。経団連の一翼を担う業界からの苦情に抗しきれず、しかし表向き、全数把握の問題を持ち出すことで、突然の方針転換の体裁を繕ったのではないか、と勘繰りたくなる話です。

ともかく、全数把握とは一体何なのでしょうか？

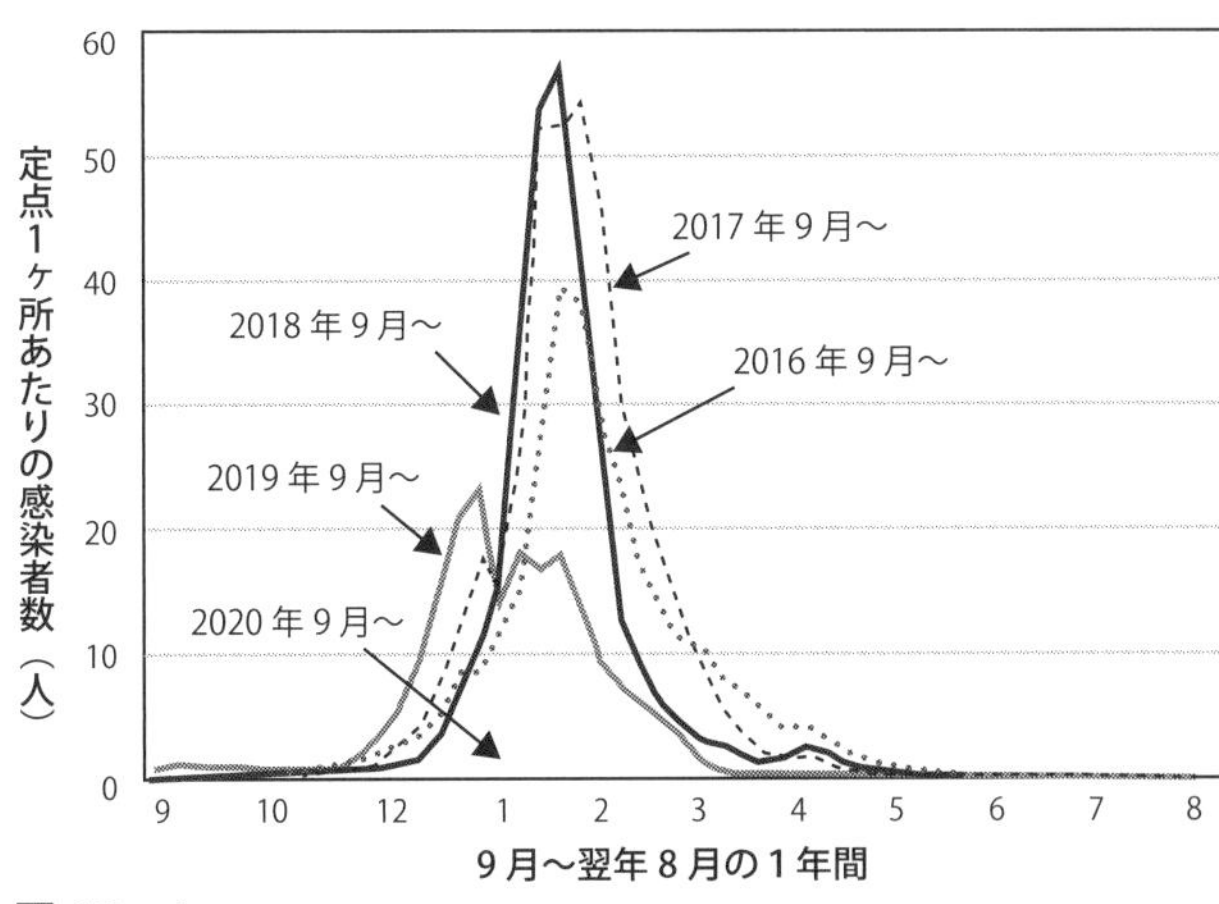

図10－1

全数把握は文字通り、感染した人の数を余すところなく完全に国家が把握する方式です。たとえば過去に流行したウイルス感染症で、もっとも危険なものの一つがエボラ出血熱です。これにヒントを得たダスティン・ホフマン主演の映画『アウトブレイク』では、感染の恐怖がドラマティックに描かれていました。危険な感染症では、たった一人の患者を見逃すだけで、数え切れないほど人の命が奪われることになるため、全員のフォローが絶対条件です。

しかしオミクロン感染症は、状況がまったく違います。全数把握は、労多くして役立つ場面はありません。ここで参考になるのはインフルエンザです。図10－1は、過去5年間のインフルエンザ感染者数の推移を示したものです。国立感染症研究所が公表している数字を元に私が作図しました。データは、全国の約5500の医療機関（定点）

に協力を求め、１週間ごとにインフルエンザ患者の人数を報告してもらっているものです。

ここで大切なことは、協力医療機関が完全に無作為に選ばれた、という点です。無作為に選んだサンプルから全体像を推測するのは、統計学の大原則だからです。これが「定点観測」と呼ばれる処理法です。

このグラフは全国のデータを集計したものですが、地域ごとに公表している都道府県もあります。私は、いつもインフルエンザシーズンが始まる頃になると、地域のグラフをネットで見ながら、いつ頃から、どれくらいの規模で流行が始まるのかを予測し、ワクチンの発注数量や接種開始の時期を見定めてきました。また刻々と変わる状況を職員に伝え、予防対策の徹底も図ってきました。

このデータがあれば、全国の総感染者数を以下のように求めることができます。

（定点での感染者数÷全定点の外来患者総数）×全国の総患者延べ数

全国の総患者延べ数は、２０１４年9月に行なわれた全国実態調査で得られたものを用います。図10-2をご覧ください。図10-1と同じものですが、太い実線の折れ線は２０１９年9月からのデータです。この年の暮、新型コロナウイルスが中国武漢市で最初に確認されました。その頃、グラフは、インフルエンザが急増する気配を示していました。年明け、矢印のように

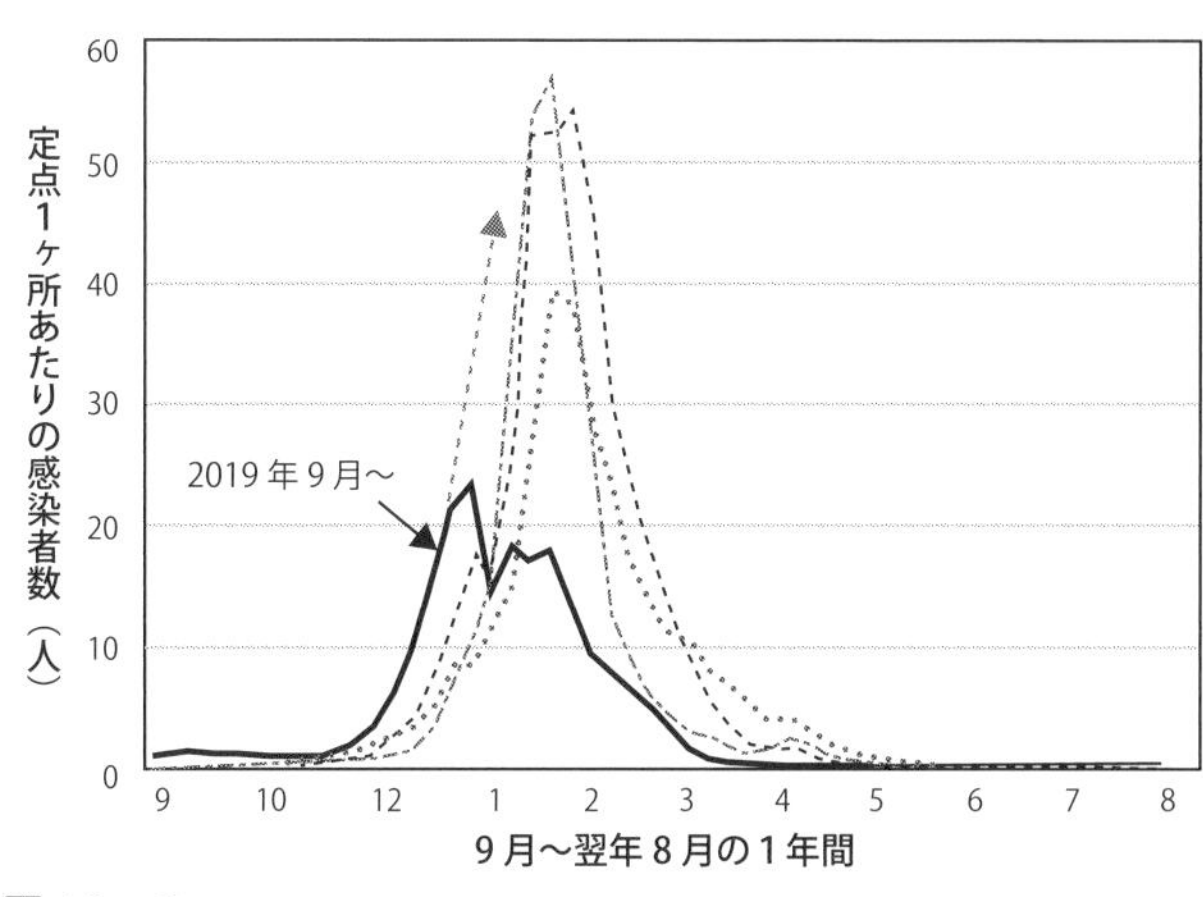

図10－2

なっていくのではないかと、緊張したのを覚えています。しかし結果はご覧のとおり。コロナに対する感染対策の徹底で、インフルエンザが明らかに抑え込まれています。

実は、この図には2020年と2021年のグラフも描かれているのですが、インフルエンザにかかった人がほぼゼロであったため、横軸と重なり合って区別がつきません。

定点観測データはきわめて有用で、かつこれで十分なのです。しかし国は、高齢者や基礎疾患のある人に限定して今後も全数把握を続ける、と発表しました。この判断は、「無作為でサンプルを集める」という統計学の大原則に反しています。

かつ感染症の流行は、「活動的な若い世代の間でまず広がり、家庭に持ち込まれ、その子供たちの学校で一気に拡大し、やがて高齢者にも伝わっていく」という形をとるものです。百歩譲って、対象を絞ってでも全数把握を続けたいのであれば、それは高齢者でなく、若い世代のほうでしょう。人類が長年の経験と学術調査を通して学んできた、この感染症の大原則が、すっかり忘れられていました。

「全数把握をやめると医療から取り残される人が出てくる」とテレビで述べていた人もいました。しかし現代医療の仕組みは、病める人を差別なく癒すように構築されてきたものであり、それはこれからも変わることがありません。こんな簡単な医療の大原則さえ理解されていなかったのです。

【参考文献】

1) Reicher TA, et al., The Japanese experience with vaccinating schoolchildren against influenza. N Egl J Med 344, 889-896, 2001.

3　医師たちが騙されたもう一つの理由

世界の巨大製薬企業は、これまで数々の論文不正を犯してきました。とくにコロナの時代になってからは、いっそう目に余る状況となり、私のホームページでも証拠となる事例をいくつか紹介してきたところです。しかし……。世界を見渡しても、そんな視点で真実の検証を行なっている研究者やジャーナリストはほとんどいませんでした。

２０２２年の初め、頼もしい味方が現れました。英国医学専門誌の副編集長たちグループが、論文不正を告発する記事を掲載してくれたのです。

内容をひと言でいえば、新型コロナのワクチンと治療薬に関する論文を書いているのは、すべて製薬企業の社員であり、しかも統計分析を行なった元データがいっさい公開されていないことに対する批判でした。

論文に疑惑もあり、（製薬企業にとって）不都合なデータが隠されているのではないか、と述べていたのです。たとえば、ファイザー社に対してワクチンの治験データを請求したところ、治験が最終的に終わってから2年後、つまり２０２５年5月まで公開できないとの回答だったそうです（その後、米国の研究者有志が情報公開請求を行ない、裁判所はこれを認めたのですが、いまだすっきりしない展開となっています）。

モデルナ社の回答は、治験が終わればすぐに公開できるだろう、というものでした。公式発表によれば、その日時は２０２２年10月27日でした。アストラゼネカ社の回答は、２０２１年12年31日以降、第Ⅲ相試験（最後の臨床試験）のデータをリクエストがあれば開示するということでした。すでに期限が過ぎていますが、同社のホームページには、請求後、準備に1年くらいかかるかもしれないと、訳のわからないことが書いてあります。

新型コロナのワクチンほど「全人類の健康に悪影響を及ぼした医薬品」は、前代未聞です。当然のごとく素朴な疑問、ねつ造疑惑などが相次いでいる中、臨床試験で得られたすべてのデータを公開すべきことは、誰が考えても当然のことです。中心となった3つの製薬企業（ファイザー社、モデルナ社、アストラゼネカ社）は、口裏合わせをしたかのように開示拒否しているのです。

その昔、製薬企業が裁判所の命令で報告書を公開したことがあったのですが、数万ページにも及ぶもので解読不能だったそうです。子供じみた意地悪です。そんな過去もあり、真実を求めて製薬企業との戦いに挑む医師はほとんどいない……というよりも大部分の医師たちは無関心を決め込んでいるのが現状です。

告発論文を投稿した著者たちの次の言葉は、まさに「疑いを抱く、すべての人々の気持ち」を代弁しています。「世界の製薬企業は過去にも同じ罪を犯してきた。その代表的な例がインフルエンザの特効薬タミフルだ。ほとんど効果がないにもかかわらず、論文になっていないデータを宣伝に使い、数少ない論文もすべて製薬企業の社員が作ったもので、しかもゴーストライターに書かせたものだった。そして今また、コロナビジネスで巨万の富を独占している……」と。

【参考文献】
1) Doshi P, et al., Covid-19 vaccines and treatments: we must have raw data now. BMJ, Jan 19, 2022.
2) AstraZeneca Clinical Trials website. https://astrazenecagrouptrials.pharmacm.com/ST/Submission/disclosure. Accessed Dec 30, 2022.

第11章　接種の強制は倫理的にも法的にも許されない

1　副作用で悩んでいる人たちの救い

ワクチン接種を拒否したために勤務先や家族のなかで疎外されているという方々から、悩み相談のお便りがたくさん届きました。また、打ってしまったあと、副作用による症状がなかなか回復せず、いまだに苦しんでいる人も少なくありません。副作用で悩み、医療機関を探しまわって辿りついたクリニックで、自費での検査が多数行なわれ、高額な料金を請求されたという人の情報もありました。

そこで、副作用が長く続いて困っている場合の対処について、以下にまとめてみました。持病の有無や服用中の薬、体質などに大きな個人差がありますので、あくまで一般論です。

まず知っておきたいのは、副作用を直接的に証明する検査法がまだない、ということです。そのため医療機関で副作用を証明するための検査を要求しても、ほとんど意味がありません。

医師が必要と判断しない検査を要求すると、全額が自費払いになる可能性もあります。医療機関で健康診断を受けた経験がある方はご存知のとおり、自費診療は非常に高額です。

ただしワクチンとの関係が推測できる検査法が2つあります。ひとつは「血小板数」です。接種後、3日〜1ヶ月くらいの間に何らかの出血症状があり、この検査値が著しく低下していれば、副作用として自己免疫性血小板減少症が起こっていた可能性が大です。もうひとつは「心電図検査」です。胸の痛みなどがあって心電図に異常があれば、やはり副作用だった可能性があります。

血液が血管の中で固まる病気（血栓症）に対する検査を受けた、というお便りもたくさんいただきました。血栓症の話題がテレビでしばしば報じられてきたためと思われますが、これはアストラゼネカ社製のワクチンに限られる副作用であり、ファイザー社やモデルナ社のワクチンではほとんど認められていません。たとえ関連性があったとしても、血栓ができる仕組みは複雑で、関係する検査も無数にあります。その多くは病院内では検査ができず、専門の検査センターに外注することになるため、費用もいっそう高額となります。

短期間に副作用として現れた症状の多くは、長くても3〜4ヶ月ほどで自然に治っていくものであることがわかっています。散歩などで積極的に体を動かすようにしたら克服できた、とのお便りもたくさんいただきました。

「賢い患者学」をあえて挙げるなら、「医師に症状をたくさん訴えると、その数だけ検査が行なわれ、それ以上に薬が処方され、かえって体調が悪化し、不安も増してしまう」ということです。

2　米国における接種の義務化と法律事情

一時期、米国では、大統領やニューヨーク市長が先頭に立ってワクチン接種を義務化すると意気込んで、あたかもアメリカ中で大騒ぎになっているような報道がなされていました。しかし事実は、決してそうではありませんでした。

２０２１年12月2日発行の専門誌に興味深いデータが報告されました。米国では、連邦政府がすべての公務員に接種を義務づけるとしていましたが、州の多くは、それに反対する法案を検討していたのです。

２０２１年9月15日時点で、46の州でワクチン接種に関して１４８の法案が検討されていましたが、うち88・5％の法案は義務化に反対するという主旨のものでした。とくにワクチンパスポートの導入に対しては97・4％が「反対」となっていました。具体的には、たとえば運転免許の更新条件にワクチン接種の有無を問わない、など差別を助長させないための法案が圧倒的に多かったのです。

翻ってわが国では、法制化の議論こそなされていませんでしたが、日本人の生真面目さからテレビ報道などに過剰に反応してしまった人が多く、勤務先や家庭内で人権侵害とも言える差別が横行していました。いま振り返ってみても、あまりに愚かな出来事でした。

【参考文献】

1) Fernandes B, et al., US state-level legal intervention related to COVID-19 vaccine mandates. JAMA, Dec 2, 2021.

3　ワクチン接種の強制は倫理的に許されない

有名な医学専門誌に、法律家が投稿した論文が掲載されました。書いたのは英国の大学の法学部に所属する研究者たちで、医学関係者以外の論文が載ることは、これまで私の記憶でほとんどありませんでした。内容は誤解と偏見に満ちたもので、そのきっかけになったと思われるニューヨークタイムズ紙の記事と合わせてポイントをまとめました。

２０２１年12月、オーストリア政府は、すべての国民にワクチン接種を強制する法案を提出しました。これに続いて、ギリシャの首相は「60歳以上で接種を受けていない国民に罰金を課す」との声明まで出していました。オーストラリア、ブラジル、カナダ、フランス、インドネシア、イタリア、英国でも同様の動きがありました。

これらの動きに対して欧州各国では、義務化に反対するデモが相次いだとのニュースも記憶に新しいところです。英国の保健省大臣は「強制は倫理に反する」とテレビのインタビューに答えました。一方、同国のジョンソン首相は、ワクチンパスポートの導入に積極的で、法案が議会で可決していました。しかし大勢の保守派議員がこれに造反し、法案に反対していたのです。おまけに、首相自らがロックダウン中に大勢で会食していた写真が暴露され、辞職に追い込まれたのはご存知のとおりです。

さて論文の著者たちの主張は、「ワクチン接種の強制は憲法などに照らしても適切であり、反対するのは間違っている」というものでした。根拠として、２０２１年10月、欧州各国の裁判官50人が、接種強制は憲法などに照らし合わせても合法だと、国際ネットワークを通じて声明を出していることを挙げていました。

その背景にあるのが、「欧州裁判所が定めた欧州人権条約第８条」なるもので、個々人とその家族の権利を守るべきことを定めたものです。これに従えば、「他人の健康を守るためには、強制接種も正当化される」というのです。「現に、はしか、おたふくかぜ、風疹、破傷風、ポリオなどのワクチン接種はどの国でも、ほぼ強制的にやってきたではないか」と。

強制に反対する人たちへのバッシングも、すさまじいものでした。英国のある社会心理学者は、「ワクチンをまだ受けていない人、拒否している人たちは、経済的に貧しいか、学歴の低い傾向がある」と侮蔑的な発言をしていました。

法律学者や社会学者などが犯している根本的な誤りは、新型コロナのワクチンが「安全性の確認されていない未知の方法であること」、「感染予防の効果も重症化予防の効果もほとんど認められないこと」、「変異ウイルスの発生を促している可能性が高いこと」、そして何より「体内で大量に作られたトゲトゲ蛋白が深刻な健康被害をもたらしている事実」をまったく理解せず、素人考えで騒いでいたことです。

「自分を犠牲にしてでも他人の健康を守れ！」と言っているに等しい主張は、倫理に反しています。世界中の人々が「ワクチン」という甘い言葉に幻惑され、社会の雰囲気に流され、真実を見極める努力を怠ってしまったのです。「ワクチンをまだ受けていない人や意図的に拒否している人たちは、経済的に貧しいか、学歴が低い」との言葉は、主語だけ取り替えて、そっくり発言者にお返ししましょう。

＊注　倫理（ethics）とは、メリアム・ウエブスター辞典によれば、「地域社会において行動の善悪を判断する規範・ルールのこと」で、モラルという言葉より広い概念を持つ。古今東西、為政者が倫理を無視した法律を作った事例は無数にある。

【参考文献】

1) King J, et al., Mandatory COVID-19 vaccination and human rights. Lancet, Dec 23, 2021.
2) Guide on article 8 of the European convention on human rights. European Court of Human Rights, Aug 31, 2021.

3) Artcle 8: respect for your private and family life. Equality and Human Rights Commission, Jun 24, 2021.
4) Landler M, Vaccine mandates rekindle fierce debate over civil liberties. New York Times, Dec 10, 2021.

4　地方紙が伝えた真実

２０２１年12月29日付けの北陸中日新聞に、「コロナワクチン接種　13日後死亡」という見出しのついた大きな記事が掲載されていました。

72歳の女性が2回目のワクチン接種後、脳出血で亡くなり、診断書に血小板減少症の文字が記載されていたという情報とともに、「健康だったのに」との、ご家族の悲痛な思いが綴られた記事でした。

疑いようもなく、副作用によって自己免疫病が起こっていたわけですが、その事実が新聞に掲載されたのは、全国で初めてのことでした。その後、散発的に接種後の死亡例がニュースになってきましたが、いずれも「因果関係不明」とか「医師の対応に問題！」など、論点がすり替えられてしまい、問題の本質に切り込むメディアはなかったのです。

ＮＨＫスペシャル『原爆初動調査　隠された真実』で、「無知学」という言葉を知りました。番組の内容は、広島、長崎に原爆を投下した直後に米軍が行なった調査がテーマで、爆発による直接の被害ではなく、残留放射線が健康に及ぼす影響を調べたものでした。調査の結果、深刻な影響が出ていることがわかり、報告書を司令官に提出したところ、「なかったことにせよ」との命令が下されたのです。残留放射線による健康被害が知られてしまうと、国際社会から非難を受け、米国の核開発にブレーキがかかってしまうから、というのがその理由でした。

米国の歴史学者によると、これこそ無知学の典型例だったそうです。つまり、利益を享受する一部の人たちだけが有利となるよう、偽りのデータや情報を流布させたり、隠ぺいしたりする国家犯罪が行なわれ、それに翻弄された人々の背景を探るのが無知学、というわけです。

残留放射線という言葉を「ワクチンの副作用」に置き換えれば、いま起こっていることとまったく同じです。後世の研究者たちが無知学のテーマとすることにならないよう、いまこそジャーナリズムの奮起を期待するものです。

＊注　無知学（agnotology）とは、"how we know" to ask: why don't we know what we don't know?（われわれが知らないことを、なぜ知らないのか、極めていくこと）とされている。

5　ワクチン被害で裁判を起こすには

ワクチンの深刻な副作用で悩んでいる人、あるいはワクチンのせいで最愛の家族を失った人が裁判を起こすことができるのかどうか、考えてみます。このような記事は、本来、法律家に書いてほしいものですが、私が探した範囲で見当たりません。

コロナワクチンを製造する企業がたくさんある米国では、実際の接種が始まる前から、すでにこの問題がいろいろと論じられてきました。あるメディアが綿密な取材と論考を行なっていますので、概要をご紹介します。

米国では、ワクチン開発の長い歴史の中で生まれた時限の法律があり、たとえ副作用で重大な健康被害が生じても、故意の不正がない限り、企業側の責任はいっさい問えないことになっています。２０２０年2月、保健福祉庁長官は、「２０２4年まで新型コロナのワクチンと治療薬についてこの法律を発動する」と、早々に宣言していました。このとき、米国政府と各製薬企業との間には何らかの取引があったはずで、政府が買い上げるワクチンの価格も異常に高額なものになっていたようです。

この法律の根底にあるのは、「主権免除」という考え方です。古く大英帝国の時代、「キング（王様）を訴えることはできない」という大原則があり、それが現代の法律にも引き継がれているのだそうです。つまりワクチンで健康被害を受けても、国家機関である米国食品医薬品局（FDA）を訴えることはできない、というのが同国の法律家の解釈です。この原則は海外にも適用され、外国から米国の政府機関に対して、あるいは国家からお墨付きをえた製薬企業に対しても、裁判を起こすことはできないことになります。

次に、たとえばレストランの経営者が従業員にワクチン接種を強要したような場合、顧客に対するサービスと考えての経営判断であれば、雇用契約として尊重されるべきと考えられています。つまり、接種を強要された従業員が経営者を訴えることもできない、と判断されるというのです。

では、ワクチン接種で重大な健康被害を受けた場合はどうなのか、です。米国には被害者を救済する制度がありますが、過去10年間、適用されたのは6％にも満たないものでした。

国内に目を転じると、日本国政府もファイザー社やモデルナ社などと何らかの密約を交わしていると噂されていますので、米国の状況はそのまま国内にも存在することになります。つまりわれわれは、米国の製薬企業を訴えることができないのです。副作用で健康被害を受けた場合、日本でも「予防接種後健康被害救済制度」があります。しかし厚生労働省のホームページをみると、あまりに手続きが複雑で、読んでいるだけで具合が悪くなりそうです。過去、どれくらいの割合で救済がなされたのは不明です。

さて、国内で裁判を起こすことにした場合、訴える相手は誰なのでしょうか？

おそらく理由は人それぞれで、たとえば副作用による休業や治療費の補償を求めたい人、あるいはワクチンの副作用に対する十分な説明がなかったことに対して慰謝料を求めたい人もいるかもしれません。前者の場合は、先ほど述べた救済制度を利用するしかなさそうです。難しいのは後者の場合です。当然、「因果関係」と「相手（国など）の過失」を証明する必要があります。

しかし、現時点で因果関係を証明する方法はありません。次の写真は昔、私が行なった実験の顕微鏡写真です。ヒトの血管内皮細胞を用いて「ある特定のたんぱく質（コロナとは無関係）」に対する「抗体」を結合させ、その抗体を特殊な方法で着色し、映像化したものです。

もし心臓や腎臓、あるいは肺などに副作用と思われる異常があり、これと同じ方法で、細胞内にトゲトゲ蛋白が大量に入り込んでいることを証明し、同時に免疫細胞や炎症細胞が集まっていることが確認できれば、ワクチンの副作用によるものであることを、ほぼ証明したことになります。

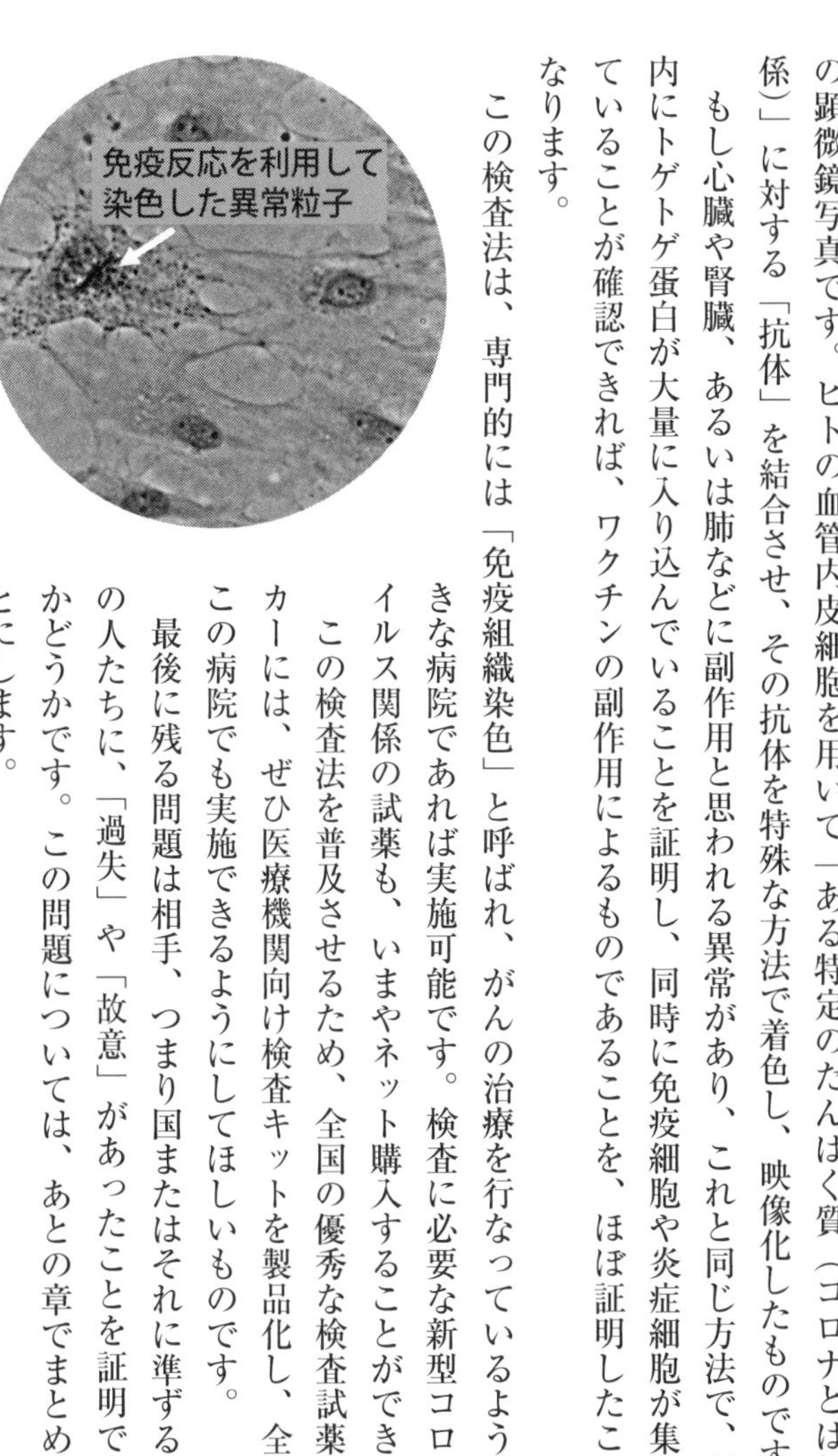

この検査法は、専門的には「免疫組織染色」と呼ばれ、がんの治療を行なっているような大きな病院であれば実施可能です。検査に必要な新型コロナウイルス関係の試薬も、いまやネット購入することができます。

この検査法を普及させるため、全国の優秀な検査試薬メーカーには、ぜひ医療機関向け検査キットを製品化し、全国どこの病院でも実施できるようにしてほしいものです。

最後に残る問題は相手、つまり国またはそれに準ずる立場の人たちに、「過失」や「故意」があったことを証明できるかどうかです。この問題については、あとの章でまとめることにします。

【参考文献】
1) Halabi S, et al., No-fault compensation for vaccine injury - the other side of equitable access to Covid-19 vaccines. N Engl J Med, Dec 3, 2020.
2) Sigalos M, You can't sue Pfizer or Moderna if you have severe Covid vaccine side effect. CNBC, Dec 23, 2020.
3) 根本晋一, 国の行為に起因する国民の健康被害救済制度の研究―予防接種禍事故をめぐる損害賠償と損失補償の間隙に関する諸問題―. 日本大学歯学部紀要, 36: 85-94, 2008.

6　米国の最高裁が下した判決

海外では、ワクチン接種を巡る裁判の話題がたくさんありました。欧米の多くの国では、ワクチン接種を義務づける判断が下されたため、それが憲法違反なのではないか、という裁判でした。

2022年1月13日、その先陣を切って米国の最高裁判所は、バイデン政権が求めたワクチン接種義務化の方針に対し、「連邦政府の権限を越えている」との理由で、差止命令を出しました。

バイデン政権の方針は2022年1月から、従業員100人以上のすべての企業に対し、従業員のワクチン接種、または週1回の検査を義務づける、というものでした。これに対する最高裁の判決は、「医療従事者を除いて、接種の義務化は各州、あるいは各企業の判断に委ねるべし」というものでした。

対する企業の反応は複雑のようです。あるレストランチェーンのオーナーは、全従業員に必ず接種を受けるようにと業務命令を出したばかりで、「お客のためを考えて決めたことなのに、今さらどうすればいいのか？」と頭をかかえたとか。

最高裁判決が下る直前、ある法律事務所は、顧客５４３企業のうち57％が従業員に対して強制的に接種を受けさせる予定にしていたと述べていました。一方で全米小売業界は、ただでさえ離職者が多いいま、接種が義務化されたらさらに多くの従業員が辞めてしまうので、この判決は歓迎するとコメントしていました。

最終決断は各州に委ねられた形ですが、フロリダ州の知事は、「バイデン政権は狂っている、としか言いようがない。接種の義務化は医学的判断でなされたものではなく、単なる政治的パフォーマンスだ」と、気骨ある発言をしていました。

ニューヨークタイムズ紙は、ワクチン推進の立場を崩していません。ワクチン接種を拒否して有名病院を解雇され、いまは小さなクリニックに職を得ているという、あるナースのコメント、「後悔はしていない。だって、このワクチンはまだ実験段階で、将来何が起きるかわからないから」を紹介していますが、すぐそのあとに「多くの専門家はワクチンの重要性を強調している」との文章で締めくくっていました。

これらの動きに対して、バイデン政権はかなりむきになっていたため、命令に反した医療機関は高齢者医療保険が使えなくなるのではないかとか、介護施設への補助金がカットされるのではないか、との懸念が一時期、全米に広がりました。

以上は、ワクチン接種を義務づけている国々のお話です。幸い、日本では接種義務化の動きはありませんでした。それだけに、何に対して裁判を起こすことができるのかが、むしろわかりにくくなっています。

【参考文献】

1) Supreme court allows CMS vaccine mandate to go into effect, blocks OSHA vaccine requirements. American Hospital Association, Jan 13, 2022.
2) Goldberg E, et al., Businesses are whipsawed again as the Supreme Court blocks OSHA's vaccine mandate. New York Times, Jan 13, 2022.

7　子育て中ママたちの苦悩

次に、とくに子育て中ならではの悩みをご紹介します。いずれも、私あてに届いたお便りです。プライバシーに触れないよう、部分的に抜きだしたり、合わせたりと編集を加えましたが、真意は変わっていないはずです。事実はもっと複雑で、はるかに深刻だとお考えください。

「自分は打ちたくないし、もちろん子供にも打たせたくない。しかし、このままでは子供が学校でいじめを受けるのではないか」

「子供が塾や習い事に行けなくなることを思うと、接種後の副作用くらいは覚悟しなければいけないのだと思う」

「祖父母から、孫のために早く打つように言われていて、ノイローゼになりそう」

「授乳中だけれど、接種後、赤ちゃんに本当に影響はないのか正しい情報が知りたい。テレビで言っていることは、あまりに一方的で信用できない」

「自分が感染してしまうと、子どもの面倒を見てくれる人がいない。でも、ワクチンの副作用で何日も寝込んだり、出血が止まらなくなったりしたという人の話も聞いていて、まるで究極の選択を迫られているよう。どうしたらいいかわからない」

「もし副作用でずっと寝たきりになったりしたら……」

「いままでは他人事と思っていたが、いざ接種券が届いたら急にいろいろ考え込んで、怖くなった」

「悩み過ぎて、体がどうにかなりそう。助けてください！」

8　悲痛な海外事情

海外に在住する多くの邦人の方々からもお便りがたくさん届きましたが、その内容は「悲劇」としかいいようのないものばかりでした。中には命がけでメールを書いておられる方もいましたので、ご当人であることが決してわからないよう、個人情報に触れないのはもちろん、若干の編集も加えてあります。

まずハワイから。勤務する会社から「宗教上の理由以外、拒否は許されない」との通達があった。持病とアレルギーがあり接種を拒否したいと考え、日本人医師を受診したが、診断書を出してもらえず。弁護士に相談しても、「会社の指示に従うしかない」と言われてしまった。会社を辞めて帰国することも考えたが、家庭の事情で帰国もできず、途方に暮れている。

オーストラリアから。これまで激しいアレルギー症状を繰り返してきたため、接種を拒否するつもり。地元の医師に伝えたところ、「1回目の接種で重い副作用があった人以外は拒否できない」と言われた。同国では、世界一長いロックダウンが続いており、解除されないのは接種してない人がいるせい、との風潮が強い。市民の多くはテレビの見すぎで、コロナを極端に恐れている。同国の方針で、未接種者は飛行機に乗れないため帰国もできない。どうか、診断書を書いてくれるお医者さんを紹介してください。

ドイツに住んでいるご夫妻から。いま急速に感染者が増えていて、知り合いがあちらでも、こちらでも感染している。ほとんどが2回以上接種した人たちのはずだが、テレビは未接種者が感染しているとウソをついている。未接種者が行けるのはスーパーと薬局だけになった。ご近所さんが「未接種者は刑務所にぶち込め」と言っているのを耳にし、体調を崩している。

イタリアから。この秋から全労働者の接種が義務化されたため、自分は有給休暇をとってしのいでいる。しかし間もなく有給を使い切ってしまうため、「72時間以内ＰＣＲ検査陰性証明」で逃れるしか術がなくなった。

カナダから。公的機関の職員に対し未接種者は解雇するとの決定がなされた。そのため職を失ってしまい帰国を考えたところ、すべての移動を禁止するとの命令が出され、幽閉状態になってしまった。ただただ辛い。

カナダの留学生から。激しいアレルギー症状をきたした経験があり、接種免除の診断書をもらいにクリニックを受診したところ、「いかなる理由があっても免除の診断書を発行してはならない」との命令が公的機関から出てる、と言われた。手助けしてほしい。

いずれも、すでに過去の話題となりましたが、また再び悲劇が繰り返されないとは限りません。そのためにも、倫理と法律の問題をしっかり解決しておかなければなりません。

第12章　ふたたび過ちを繰り返さないために

1　新型コロナウイルスの起源

謎を解く三つの仮説

最後の章になりました。コロナ騒動の完全終息を願い、過去、現在、未来の問題点をまとめておくことにします。一つ目は、新型コロナウイルスがどこで、どうして発生したのか、そして問題点はどこにあったのかです。地球上には、人類の生命を脅かすかもしれない未知のウイルスが、無数にいるとされています。新型コロナウイルスの発生源を知ることは、新たな脅威に対処するための必須要件です。

新型コロナウイルスの発生には三つの説があります。ひとつは中国・雲南省の大洞窟に生息するコウモリが持っていた、とするものです。コウモリは赤や緑の光を好む性質があるため、およそ1000㎞を飛び越え、大河・長江（揚子江の上流）の畔にあって光輝く湖北省武漢市の海鮮市場にやってきたというのです。

オーストラリアのウイルス学者エドワード・ホルムズ氏は、2002年に中国で発生した重症呼吸器感染症（SARS）の流行以降、同国内に生息する野生動物のウイルスを調べていました。メディアは彼を「ウイルス・ハンター」と呼んでいます。

SARSの流行のあと、コウモリの体内にいるウイルスが、ハクビシンやタヌキを介してヒトに感染したと報じられたことから、中国当局は表向き、市場での野生動物の売買を全面禁止にしたと宣言していました。

しばらく経った2014年、ホルムズ氏は武漢市の海鮮市場を訪れた際、ヘビ、アナグマ、ネズミ、鳥など生きたままの野生動物がカゴに入れられ食用として売られている現場を目撃し、ショックを受けました。同行した中国当局の職員に気づかれないよう、スマホでこっそり写真に撮っていたのですが、使い道もなく放置していました。しかし、新型コロナウイルスのパンデミックが起こり、これこそ発生源を示す重要証拠と考え、写真を添えて論文を発表しました(実際の写真は参考文献7で見ることができます)。

しかし、今となっては、海鮮市場で売られていた野生動物がどのようなウイルスを持っていたのか、調べることはできません。なぜなら、中国当局がすべて撤去し隠ぺいしてしまったからです。ホルムズ氏が公表した写真もフェイクだとしています。

ホルムズ氏は、中国の張永振という研究者の要請を受け、武漢市で多発している謎の肺炎の調査に当たっていました。2019年12月26日、2人は、武漢中央病院に入院したある患者が「謎の病気」、つまり特異な症状とレントゲン像を呈していたことに注目し、肺から採取したサンプルを入手しました。未知の病原体の遺伝子配列を確定することに成功したのは、年が明けた2020年1月5日でした。

早速、2人はそのデータを論文にまとめ、2020年1月7日、専門誌『ネイチャー』に投稿しました。ところが、中国側の共同研究者だった張氏は、当局から遺伝子情報の公開を禁じられていて、その禁を破ったことから彼の研究室は閉鎖されてしまうのです。

中国側には、他にも複数の研究者が協力していたのですが、その中心人物の肩書が軍の大佐であったことが判明し、話はややこしくなっていきます。「実はホルムズ氏は中国から研究費の助成を受けていた」と一部メディアが報じ、一方、ホルムズ氏が所属するシドニー大学は、「そのような事実はない」と否定するなどゴタゴタが続きました。

そんな具合で、いまだ話は混とんとしているのですが、マレーシアと米国の研究チームが行なった冷静な研究報告から、二つ目の説が浮かんできます。

新型コロナウイルスの発生源としてもっとも有力な説ですが、武漢市の海鮮市場、あるいは武漢市を流れる長江の下流（揚子江）にある浙江省舟山市の市場で売られていた野生動物が最初から新型コロナウイルスを持っていて、それらが複数の市民に同時多発的に感染したというものです。

当時、揚子江河口にある浙江省では、タケネズミと呼ばれる動物が食用として流行していました。「華寧兄弟」という人気のユーチューバーが流行らせたもので、最初は自家繁殖でしたが、人気に便乗して野生のタケネズミも売られていたようなのです。

そして三つ目の説が、武漢市にあるウイルス研究所で、コウモリが持つコロナウイルスの遺伝子改造を行なっていたのではないか、というものです。研究所に勤める職員が、改造したウイルスに感染し、それが武漢市の市民に広がっていったのではないかとの仮説でした。中心的役割を果たしたのは、当時57歳の女性科学者シー・ジェンリーだった、と欧米のメディアは名指しで報じていました。

仮説の信憑性

これまで多くの研究者が主張してきたのは、すでに紹介したとおり雲南省の大洞窟に生息するコウモリから感染が広がったとする説です。しかし前出のホルムズ氏の分析では、コウモリの体内にいるウイルスの遺伝子配列は、新型コロナウイルスとはかなり異なっていて、直接の原因ではなさそうです。

米国のトランプ大統領が最初に主張した「武漢市のウイルス研究所で生物兵器として作られたウイルス」との説も、物語としては興味深いものの、あり得ないと思われます。なぜなら、炭素菌やサリンに代表される生物化学兵器は、戦闘現場でのみ殺傷力をもたらしますが、ウイルスはパンデミックを起こしてしまうため、使った側にも甚大な被害が及ぶからです。

いずれにしても中国当局は、武漢市の海鮮市場も、また武漢市のウイルス研究所も、発生源としては認めたくないのです。その一方で、中国の一部医師とウイルス研究者たちが驚くべき早業で、かつ非常に高いレベルで遺伝子解析の結果や患者の病状を専門誌に発表しており、この点は称賛に値します。

私がまだ大学の研究室に在籍していた１９８０年ころのことです。同僚の一人が突然、高熱を発し、急性腎不全の状態になりました。その後、複数のスタッフが同じ症状を呈し大騒ぎとなったのですが、全国の研究施設でも同様の事例が多発していることがわかり、死亡者も出ていました。原因は、東アジアから輸入したラットなど実験動物の体内に生息するウイルスでした。鳥インフルエンザなどもそうですが、ウイルスの脅威は身近にもあります。

【参考文献】

1) Holmes E, Novel 2019 coronavirus genome. https://virological.org/t/novel-2019-coronavirus-genome/319, Jan 10, 2020.
2) Wu F, et al., A new coronavirus associated with human respiratory disease in China. Nature, Feb 3, 2020.
3) Pinghui Z, Chinese laboratory that first shared coronavirus genome with world ordered to close for 'rectification,' hindering its Covid-19 research. South China Morning Post, Feb 28, 2020.
4) Sun Z, et al., Potential factors influencing repeated SARS outbreaks in China. Int J Environ Res Public Health, Mar 3, 2020.

5) Andersen KG, et al., The proximal origin of SARS-CoV-2. Nature Med, Mar 17, 2020.
6) Lam T T-Y, et al., Identifying SARS-CoV-2-related coronaviruses in Malayan pangolins. Nature, Mar 26, 2020.
7) Zhang Y-Z, et al., A genomic perspective on the origin and emergence of SARS-CoV-2. Cell, Apr 16, 2020.
8) Markson S, The Covid files: how the red army oversaw coronavirus research. The Daily Telegraph, May 11, 2020.
9) Zimmer C, New Research points to Wuhan market as pandemic origin. New York Times, Feb 27, 2022.
10) Zimmer C, 'He goes where the fire is': a virus hunter in the Wuhan market. New York Times, Mar 21, 2022.

2　人々を狂わせたワクチン神話

製薬企業の裏事情

ドイツのベンチャー企業ビオンテック社は、以前からファイザー社と共同で、新技術のｍＲＮＡ法を応用したインフルエンザワクチンなどの開発に取り組んでいました。その会社を経営する２人の技術者（夫婦）は、パンデミックが明らかになった２０２０年３月１日、ファイザー社の取締役に「コロナワクチンを一緒にやらないか」と持ちかけます。

オファーを受けた取締役は、獣医の資格をもち家畜用の医薬品開発を担当していた人ですが、同時に９万人の社員の生活を守る責任も負っていたことから、一瞬のためらいを感じました。いまだ誰も実用化に成功していない技術だったからです。しかし決断は早く、ビオンテック社と利益を折半するという条件で、臨床試験や販売戦略を担当することに合意しました。

早速、社用ジェット機をドイツに飛ばしてmRNAワクチンのサンプルを受け取ったファイザー社スタッフは、ニューヨーク州にある同社の研究所に持ち込み、動物実験に取りかかりました。

モデルナ社のほうも、すでにmRNAワクチンの研究を進めていたことから、早くも2020年1月13日に開発に着手し、2日後には最初のサンプルが出来上がっていた、と報じられています。ウイルスの遺伝子配列をコンピュータに入力さえすれば、どんなワクチンもつくれる準備ができていたからです。

大統領と米軍の関与

米国食品医薬品局（FDA）ワクチン部門の責任者は、感染者が急増する中、一刻も猶予がならない事態と考え、国が資金を出し、軍が指揮を執る形で製薬企業にワクチンを作らせるという計画を考え出しました。その名はオペレーション・ワープ・スピード（光速ワープ作戦）で、人気テレビドラマに出てくる言葉です。

2020年3月2日、当時のトランプ大統領は、主だった製薬企業のトップを集め、「今年の10月までに完成させるように」と指示を出しました。その年の11月には自らの再選がかかる大統領選挙を控えていたからでした。

同年5月、トランプ大統領は、オペレーション・ワープ・スピードの発足を、メディアに向けて声高らかに宣言しました。実務者の会合は官民一体、というよりも官僚と軍人が一体になったもので、FDAトップと製薬企業の担当者、それに統計学の専門家、予算担当者などが招集されました。

会合は、毎朝8時きっかりに始まっていました。米軍が得意とする「4日間リズム戦略」、つまり4日ごとにやり方を変えていくという方式（意味不明）が取られ、「少佐」と称する軍人が指示を出していました。ある参加者は、軍人の名も知らされず、「まるで軍隊で秘密作戦に従事しているようだった」と、のちに語っています。

当初、ファイザー社の計画では、ワクチン群とプラセボ群を合わせて32人のコロナ感染者が確認された時点で臨床試験をいったん終わり、まとめをすることになっていました。しかし、会合の席上、感染者数をもっと増やす必要があるとの指摘がなされました。また対象者全体の人数も少なく、黒人などマイノリティをもっと加えるようにとの指示も出されました。

同社はこの指示に従って、臨床試験の途中で計画を変更してしまいます。

本人たちしか知らない話

大統領選が終わった5日後、ファイザー社の取締役は、役員会の席で臨床試験の統計担当者からのリモート報告を待っていました。「やりました！　感染者が94人いて、そのうち90人はプラセボ群からでした」。英語で90と19は発音が似ています。「いま19って言った？　それとも90？」と、取締役が聞き返したほどでした。彼らはソーシャルディスタンスも忘れ、互いに抱き合って喜びを分かち合いました。

この結果は、直ちにバイデン新政権発足チームに報告されました。あと回しにされ怒り狂ったのは、政権末期のトランプでした。

さかのぼること数ヶ月前、オペレーション・ワープ・スピードによって、政府は、ワクチンが完成したらファイザー社から1億回分を1900億円（1ドル100円換算）で買い上げるという契約を結んでいます。開発に失敗した場合、経費がどうなるのかは明らかにされていません。一方、モデルナ社のほうは、買い取りではなく、原材料の調達や工場の拡張費用として2500億円を国から受け取るという契約を交わしました。

トランプ前大統領が業績を焦るあまり、「ワクチン」という甘い言葉に自ら酔い、製薬企業に脅しをかけるような手段で開発を急がせたというのが、そもそも神話が醸成される素地となったようです。

その年の暮れに発表された臨床試験の報告論文で、あの有名な「有効率95％」が報じられたわけですが、あとで詳述するように、この数字には意図的な操作がなされていました。報告を受けた製薬企業の重役たちが歓声を上げた、という話がもし本当であれば、彼ら自身もデータの操作を知らなかったことになります。一方、これらは当事者しか知らない話ですから、作り話であった可能性も否定できないわけです。

もし製薬企業の役員たちが本当に知らなかったのだとすれば、裏で誰かがデータの操作をしていたことになります。トランプが何を指示したのか？　名も明かさない軍人が一連の計画で何をしていたのか？　臨床試験がスタートしていたにもかかわらず、途中で都合よく計画を変更するという「禁じ手」を打ってしまったことを、製薬企業はどう釈明するのか？　そして、その道のプロたる製薬企業の役員たちが、出来過ぎのデータを見て何も疑問を感じなかったのか？　……など、多くの謎が残ったままです。

データのねつ造

「有効率95％」……このマジックワードが、専門家・医師たちを狂わせた「ワクチン神話」の始まりでした。

仮に製薬企業の発表したデータに意図的なねつ造がなかったとしても、この数字にはトリックが仕組まれていることを知っておく必要があります。この数字をどのように理解しましたか？「100人のうち95人でワクチンは有効だ」と思ったのではありませんか？

論文には、計算前の調査データは以下のようであったと記載されていました。

ワクチン群1万8198人、うち感染したのは8人

プラセボ群1万8325人、うち感染したのは162人

プラセボ群とは、ワクチンの代わりに食塩水を打った人たちのことです。この数字を全部つかって、有効率を計算し直してみます。

ワクチン群の感染率：8/18,198 × 100 ≒ 0.04（%）

プラセボ群の感染率：162/18,325 × 100 ≒ 0.88（%）

引き算をすると、0・84%となります。真実は、95%ではなく0・84%だったのです。これを四捨五入して1%と考えれば、「ワクチンを接種したら100人あたり1人弱の感染が予防できた」ということです。残りの99人以上は、ワクチンを打っても感染するか、あるいは感染リスクがないにもかかわらずワクチンを打って、副作用で損をするだけかもしれない、ということなのです。

一方、論文で強調された有効率95%は、(1.0 - 8/162) × 100と計算したものです。公認の算出法のひとつではありますが、製薬企業の宣伝に悪用されてきたという歴史があります。公表される情報には、巧妙な罠が十重二十重に仕組まれています。

【参考文献】
1) "What is Operation Warp Speed?", NIAID, Jul 1, 2020.
2) Weise E, US cuts $1.95 billion deal with Pfizer for 100 million doses of COVID-19 vaccine. USA TODAY, Jul 22, 2020.
3) LaFraniere S, et al., Politics, science and the remarkable race for a coronavirus vaccine. New York Times, Nov 30, 2020.
4) Kollewe J, From Pfizer to Moderna: who's making billions from Covid-19 vaccines? Guardian, Mar 6, 2021.
5) Tinari S, The EMA covid-19 data leak, and what it tells us about mRNA instability. BMJ, Mar 10, 2021.

3　メディアのプロパガンダ？

週刊誌、新聞、そしてテレビ

「プロパガンダ」という言葉をよく聞くようになりました。広辞苑によれば、「特定の思想によって個人や集団に影響を与え、その行動を意図した方向に仕向けようとする宣伝活動」のことです。コロナワクチンに関するメディアの一方的な報道も、プロパガンダではないか、という疑問について検証しておきましょう。

２０２１年の初め、日本国内でもワクチン接種が始まろうとしていたころのことです。いくつかの週刊誌から意見を求められました。そのひとつは、誰でも知っている有名な週刊誌で、ヌード写真などは決して掲載しないところです。私のコメントは「試験期間があまりに短く、どんな副作用があるのかわかっていない」、「だから私は受けない」という主旨のものでした。

ところが、発売された週刊誌の見出しが「医師が打ちたくないわけ」という主旨のものだったことから、同記事内で技術解説を行なった別の研究者から編集部あてに「自分はそんな発言をしていない」とクレームが寄せられ、また同誌に連載中の某作家が出版社に抗議文を送る、というゴタゴタに発展しました。同社は、「読者の誤解を招く恐れがあった」との理由で、ネット上のデジタル版を丸ごと削除してしまいました。

同じような出来事がもうひとつ。別の有名週刊誌から意見を求められたときのことです。ワクチンを推進する立場の識者と、副作用を懸念する私のコメントがいっしょに掲載されたのですが、発売直後、前者（推進派識者）から編集部に対し、後者（岡田）のコメントは間違っている、とのクレームがあったのです。編集部は、同記事のデジタル版を掲載する際、私のコメントだけを削除するという処置をとりました。

ネット上では、この記事を読んだ読者から「ワクチンを否定するような記事を載せたのは許せない」との書き込みが相次ぎました。いわゆる炎上です。出版社に直接、抗議の声を寄せる人たちも多かったようです。

その前後、いくつかの新聞が私のコメントを記事にしてくれたのですが、しばらくして、それぞれの担当記者からメールが届き、「会社を辞めることになった」、「社内で配置転換させられた」との知らせでした。

その後、ワクチンの副作用としての「心筋炎」が世間で話題になり始めたころ、NHKの記者から電話があり、コメントを求められました。解説めいたことを縷々述べたあと、「心筋炎は、無数にある副作用のひとつでしかない。頻度が少ないとの報道で終わりにしないでほしい」とつけ加えました。忘れたころ、NHKニュースは「心筋炎はきわめて稀なので、ワクチンを控える理由にならない」と報じていました。

コロナ禍が始まった当初から現在に至るまで、唯一、真実の記事を掲載し続けてくれたのが週刊誌Tです。子供のいる前で開けないような写真がたくさん載っているのは残念なのですが。

自己規制

拙著『本当に大丈夫か、新型ワクチン』の中で、対談相手となってくださった、科学ジャーナリストの倉澤治雄氏の言葉をここで引用します。テレビ局に役員として勤務したご経験のある方で、局内の実情について以下のように述べておられました。「日々、ワイドショーやニュースを作っている記者に、科学や医療の専門知識はありません。つまりテレビ局の記者に期待するのは最初から無理なんです」。

テレビ局には、ワクチン報道に関して政治的圧力があったりするのかという私の問いに、氏は「少なくとも、民放ではありえない」と断言しておられました。つまり、NHKならありそうだ、ということです。

コロナワクチンに関して真実を伝えるというジャーナリズムの役割をメディアが果たしてこなかったのは、あきらかです。しかし、その背景は意外と単純なのかもしれません。新聞社や出版社、あるいはテレビ局では、政治の圧力を受けているわけではなく、社員一人ひとりがワクチン神話を信じて疑わない、という異常事態に陥っていただけなのです。

ワクチン批判をテーマとして取り上げても、読者や視聴者からクレームが殺到するため、どのメディアも保身のために自己規制せざるをえなくなった、という状況です。テレビのバラエティ番組では、出演者に批判的な発言は許さず、意識的にワクチン接種を勧める発言さえ促しているようにも見えました。あたかも視聴者に媚びを売っているかのようでした。

以上が、私自身の実体験を中心にまとめたメディアの裏事情です。

一連のワクチン報道に重大な偏りがあるのはあきらかですが、日本国内に限って言えば、誰かが特定の意図をもって仕組んだことではないため、プロパガンダとも言えません。責任の所在を追及しても、意味はないでしょう。そのメカニズムを考えるとき、過去の戦争責任や現代のウクライナで起こっている悲劇など、どれとも共通点がないことに気づきます。専門家や政治家も含む大多数の国民が洗脳され、群集心理に陥ってしまったという、有史以来、前代未聞の事態が進行していたのです。

4　そろそろ法律家の出番！

海外の事情

次に、ワクチンによる健康被害をどのように解決していけばよいのかを考えます。行き詰った感のある現状を打破するには、最後の手段として裁判を起こすしかなさそうです。

まず米国での現状を見ておきましょう。米国オハイオ州では、ある小児病院の従業員66人が接種を拒否して解雇され、集団訴訟を起こす準備を始めたという報道がありました。訴えは、「いかなる理由も認めず強要したのは、表現や宗教の自由を定めた米国憲法に反する」というものでした。

彼らの弁護人は、「解雇された従業員の復職と未払い分賃金の弁済を要求する」としています。一方の病院側は、「従業員のワクチン接種は、入院している子供たちの健康を守る最良の手段だ」と主張して譲りません。この騒動に対し、ある大学の教授は「雇用主は従業員に対し、検査を受けたりワクチンを打ったりすることを、雇用の条件とすることができる。また国が接種を勧めている以上、裁判は難航するだろう」とコメントしています。

ほかにも、米国の保険会社の従業員250人が同じ理由で解雇され、うち185人が集団訴訟を起こすなど、同様の動きが広がりをみせています。一方、私あてのメールで多いのは、解雇されたというよりは、「接種を迫られて自ら退職せざるをえなかった」、「接種を受けないと大学などで実習をさせてもらえない」、「強制されて仕方なく接種を受けたが、その後、体調が悪い」などというものです。

日本で裁判を起こすには

日本で裁判を起こすとすれば、その目的は大きく2つに大別できそうです。ひとつは、ワクチンの副作用によって死亡したり、重大な健康被害を被ったりしたことに対する賠償の請求ですが、事前に副作用の説明をしなかった国家の責任を問うてもよいのかもしれません。もうひとつは職場や学校で接種を強制され、著しく権利を損ねられたことに対する地位の保全です。

私あてに届いたお便りの中に、「家族が健康被害を受けたため、救済を申請する証拠書類を役所に提出したところ、手続きに1年以上かかると言われた」というものがありました。こんな現状を打開するには、集団で訴訟を起こしてメディアで話題にしてもらうなど、何らかの舞台設定が必要です。

もちろん、因果関係を証明する医学データの確保は必須です。２０２２年3月12日付けでネット上に、ある重要な記事が写真とともに公開されました。**図12-1**は、ドイツの病理学者が掲載した顕微鏡写真を、私がイラストにしたものです。

図中、中央の丸い構造物が血管の断面です。濃い色の部分が、血管の内皮細胞に残る無数の

「トゲトゲ蛋白」の塊りを特殊な方法で染めたものです。薄い色の点々は細胞の核です。その記事には、心臓の筋肉細胞などの顕微鏡写真も一緒に掲載されていて、トゲトゲ蛋白によって激しい炎症が起こっている様子が見事に映像化されていました（参考文献4で実際の写真を見ることができます）。

この検査は「免疫組織染色」といい、コロナワクチンが深刻な副作用を起こした「決定的な証拠」となるものです。前述したとおり、がんの手術を行なっているような大きな病院であれば、どこでも簡単にできます。ただし現状では、どの病院の医師も「コロナワクチンで重大な副作用は起こらない」と決め込んでいるため、患者の立場で要求しても拒否されてしまうに違いありません。

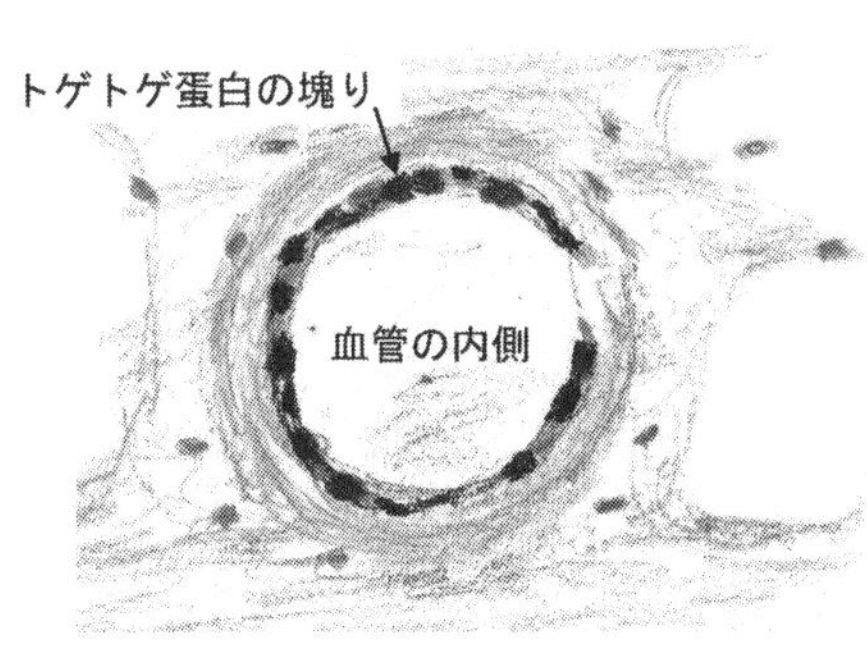

図12－1

そこで、たとえばバイオプシー検査を受けた人は、まず弁護士に相談し、検査材料（サンプル）について「証拠保全申し立て」を行なうことです。バイオプシーは、腎臓などに針を刺し、細胞の一部を取って顕微鏡で調べる検査ですが、採取したサンプルは、「ホルマリン固定」という方法で処理すると長期保存が可能になります。亡くなった場合に行なわれる病理解剖についても同じことが言えます。

なお、顕微鏡写真を報じた記事はまだ正式な論文になっておらず、また私が転載許諾を求めるメールをドイツの発表者に送ったのですが、返信はありませんでした。発表内容に若干の疑問もありますが、検査の方法は正当なものです。その後、高知医科大学皮膚科の研究者がワクチン接種後の皮膚病変でこの分析を行ない、トゲトゲ蛋白の存在を証明したと発表しています。

職場の不当な圧力に対する裁判

日本では、法律で「接種を受けるよう努めなければならない」とされているのですが、これを補足する形で「接種していない者に対して、差別、いじめ、職場や学校等における不利益な扱いは許されない」との決議も国会でなされています。したがって、職場や学校での強制は、表向き、国の方針に反し、また国民の「健康権」を定めた憲法にも反することになります。

しかし、話は簡単でありません。たとえば居酒屋チェーンの経営者がワクチンの効果を信じ切っていて、「お客様の安全を守るためのやむを得ない判断だった」と主張したとします。当然、裁判官も人の子であり、ワクチンの効果を信じ切っているでしょうから、被告に同調してしまいそうです。

したがって、この目的で裁判を起こす場合も、「ワクチンの効果は認められないこと」、「パンデミックを抑える効果はないこと」、「副作用が深刻であること」を原告側が証明し、主張しなければなりません。

感染症の専門家を訴える

２００９年にイタリアで起こった出来事です。ある地方で弱い地震が頻発していました。６名の地震学者が「大きな地震にはならない」と予測し、テレビで安全宣言をしたのですが、その６日後、大地震が同地方を襲い、宣言を信じて逃げ遅れた３００人余りが犠牲となりました。６人の科学者は過失致死罪で告発され、裁判で禁固刑の判決を受けてしまいます。のちに無罪にはなるのですが、科学者と政治との関わりについて大きな議論が巻き起こったのは言うまでもありません。

２０１４年、国内では血圧の薬を巡る事件が起きていました。製薬会社のノバルティスファーマが発売していたディオバンという商品名の薬を巡る論文不正でした。同社は、この薬の評価を国内の５つの大学に依頼し、合計11億円ほどの奨学寄附金を提供していました。寄付行為そのものは合法であり、問題はありません。

評価の結果は、英国の有名な専門誌『ランセット』に論文として発表されました。しかしデータにねつ造があるとの指摘を外部から受け、その論文は撤回されることになりました。これをきっかけに、ほかの４大学から発表された論文も次々に撤回される騒ぎとなり、厚生労働省の告発を受けて東京地検特捜部が捜査に乗り出しました。その結果、データの統計処理を担当した研究員が逮捕されるという事件に発展したのですが、この人はノバルティスファーマ社の社員でもありました。逮捕の容疑は、「薬事法が定める誇大広告に当たる」というものでした。

しかし、2017年、東京地裁は無罪判決を下しました。その後、検察側は上告し、最高裁でも争われることになったのですが、上告棄却となり、元社員は最終的に無罪となったのです。理由は「学術論文は、一般の人々の目に触れる広告に該当しない」というものでした。

この事件の結末には2つの側面があります。つまり学問の発展は、常に賛否両論のせめぎあいの上に成り立っていて、長い論争の歴史を経て初めて真実が見えてくるものです。その議論の過程で、間違っていた意見を述べただけで罰せられてしまうのでは、そもそも学問が成立しません。学術的発言の内容が処罰の対象となったりするのは、あってはならないこと、という視点です。

一方、本書でも繰り返し触れてきたように、意図的な隠ぺいやねつ造が許されないのは当然のことです。しかし、医学のデータ処理技術が高度に発達した現在、論文上に発表された数字だけを見て、不正を見つける、また不正であることを証明するのは至難の業となっています。医学の研究者や臨床医は多忙な日々の業務をこなしながら論文を読むことになりますから、書いてある結論をそのまま受け取るしかありません。また、製薬企業が仕掛けた巧みな罠を見抜くのも難しいでしょう。これが2つ目の視点です。

したがって、専門家と称する人たちがテレビ番組に出演し、「ワクチンは有効だ！」と述べていたところで、罪に問うわけにはいかないのです。

法律家の役目

弁護士の多くもワクチンの効果を信じ切っているため、このような訴訟を引き受けてくれる人を探すのが大変です。私に寄せられるお便りの中には、「ある地方の弁護士グループが立ち上がったようだ」という情報もときどきあるのですが、実際に裁判が始まったという話はまだ聞こえてきません。

単なる「お悩み法律相談」だけで問題は解決しません。日本弁護士連合会は、かなり早い頃から「新型コロナウイルスワクチン接種に関する提言書」を発表していましたが、提言するだけに留まっているようです。行動する弁護士の方々が、早く名乗りを上げてくれるよう願うばかりです。

【参考文献】

1) Davis K, Six employees and one student of Southern California community college allege civil rights violations. San Diego Union-Tribune, Apr 9, 2022.
2) Jarvis J, Class-action lawsuit filed against Akron Children's Hospital over vaccine mandate firings. News 5 Cleveland, Apr 1, 2022.
3) Spencer D, et al., Fired Blue Cross workers who refused COVID-19 vaccine mandate may file lawsuit. Fox 2 Detroit, Jan 25, 2022.
4) Covid vaccine injuries: the German pathologists' findings. Swiss Policy Research, Mar 12, 2022.

5　新しいワクチンや治療薬は期待できない

ワクチンの過去、現在、未来

「最初の49週、米国では感染者が2万8816人に達していた。翌年の同じ時期、感染者数はおよそ半減したが、この年、ワクチンの集団接種が始まっていた。同年、英国では、ワクチン接種はほとんど進んでいなかったが、それにもかかわらず感染者数が前年に比べ、やはり大きく減少していた。この減少が、果たしてワクチンの恩恵だったのか、それとも自然の増減だったのか、判断は困難」

この文章、実は、いまから65年ほど前、ポリオ（小児麻痺）が世界的に大流行していたころの記録です。

インフルエンザワクチンの歴史も見ておきましょう。医薬品の信頼性を確認できる唯一の科学的方法が「ランダム化比較試験」です。しかしインフルエンザワクチンに関して、そのような調査が日本で行なわれたことは、一度もありませんでした。「ワクチンだから」効果があるに決まってる、という思い込みだけで接種が続けられてきたのです。

さすがに海外では、不十分ながらも調査データがあり、それらを集めて再評価をした、という研究発表がありました。結論は、接種すれば感染を半分くらいに減らせる（かもしれない）

ということと、重症化を防ぐ効果はいっさいないというものでした。日本で集団接種が始まってすでに60余年、いまさら言われても……、という話なのです。

ランダム化比較試験は、ボランティアを偏りなく2群に分け、一方に本物の医薬品を、他方にプラセボ（偽薬）を割り当てて追跡するという調査法です。誰がどちらの群に割り当てられたかは、本人にも、また医師にも内緒にし、コンピュータだけが知っているという状態で行なわれます。この一見明快な調査法も、誤りの入り込む隙が無数にあり、それだけ製薬企業による隠ぺい、ねつ造の温床ともなってきました。そんな事情もあって、医療の評価が後年になって１８０度も変わってしまうのは日常茶飯事だったのです。

裏切りの連続だった新薬の歴史

インフルエンザの特効薬として有名なタミフルはどうでしょうか？

米国の当局が認可したのがおよそ20年前。私もこの薬をしばしば処方してきましたが、患者さんからは「お陰様で、あのあとすぐ熱が下がりました。よく効く薬ですね！」という言葉が返ってきます。権威あるＷＨＯやＣＤＣも推薦していて、世界中で使われている薬です。

数年前、イタリア、オーストラリア、米国、それに英国の共同研究チームが、タミフルの試験結果を報じた論文をすべて集め、総合評価を下したという研究発表をしました。ランダム化比較試験らしきものが世界中で83件行なわれていましたが、まともなものは23件しかなく、分析結果もがっかりするものでした。つまり、「インフルエンザに感染すると7日間ほど発熱などの症状が続くが、タミフルを服用すると、それが6・3日に短縮される」というもので、重症化を防ぐ効果も、まったく認められませんでした。

「薬を飲んだらすぐ熱が下がった」という人は、薬を飲まなくても治る時期だったのです。WHOもCDCも、そして専門家の言うことも、あてにはなりません。

コロナワクチンの宿命

インフルエンザなどのワクチンは、その製造法から「不活化○○」とも呼ばれます。文字通り、ウイルスをバラバラにして、病原菌としての活性をなくしたものという意味です。しかし新型コロナウイルスには、他のウイルスと決定的に異なる点がありました。ウイルスのトゲトゲ蛋白自体が強い毒性を持っていて、致命的な副作用の元凶になっていたということです。不活化してもしなくても、リスクは残っていたのです。

感染症に限らず、どの新薬も、発売当初は製薬企業の巧みな宣伝戦略に医師が踊らされ、ヒット商品のようにもてはやされます。その後、10年以上の歳月をかけた再評価（市販後調査）がなされるようになると、最初はだれも気づかなかった副作用が浮き彫りになってきます。これは、高血圧、糖尿病、高脂血症など、あらゆる病気の治療薬で一般的に認められる事象です。

医薬品は、体内の特定の細胞、特定の部位（作用点と呼ばれる）に結びつくことによって効果が発揮されるよう設計されています。しかし、人間の体は複雑ですから、ほかにも作用点がたくさんあって、予期せぬ反応が出ることになります。これが、短い時間では見つけることができない「副作用」なのです。

これまでお寄せいただいたお便りの中で多かったのは、「試験期間があまりに短く、安心できないと思った」というご意見でした。世の中には、そう思った人と思わなかった人がいたことになります。

いまのところ、新型コロナのワクチンや治療薬で安心して使えるものは、ただのひとつもありません。コロナの時代もそろそろ終わりです。いまさら新薬に飛びついて、副作用の被害だけが残ったという愚は避けたいものです。

【参考文献】

1) Rutstein DD, How good is the polio vaccine? The Atlantic, Feb, 1957.
2) Montedori A, et al., Modified versus standard intention-to-teat reporting: are there differences in methodological quality, sponsorship, and findings in randomized trials? A cross-sectional study. Trials, 12: 58, 2011.
3) Hammond J, et al., Oral nirmatrelvir for high-risk, nonhospitalized adults with Covid-19. N Engl J Med, Apr 14, 2022.
4) Demicheli V, et al., Vaccines for preventing influenza in healthy adults (Review). Cochrane Database Syst Rev,

Feb, 2018.
5) Jefferson T, et al., Oseltamivir for influenza in adults and children: systematic review of clinical study reports and summary of regulatory comments. BMJ, Apr 9, 2014.

6　新型コロナはこれからどうなる？

過去の流行からわかること

今から１００年ほど前のこと、「スペイン風邪」と呼ばれる恐ろしい伝染病が大流行しました。肺炎などで死亡した人が多く、致死率10％以上。世界で５千万人が命を落としたとされています。現代の人口に換算すれば１・８億人です。発生源は、スペインでなく中国だったとの説が有力です。そのウイルスは3年後、消滅しました。

記憶に新しいのは、今から20年ほど前に流行したＳＡＲＳ（サーズ）です。重い肺炎を起こし、致死率がやはり10％と報じられ、世界中がパニックに。原因は中国で発生したウイルスで、幸い、日本に上陸することなく、１年半ほどで終息しました。日本が流行から免れた理由は、海外からの入国者がまだ圧倒的に少ない時代だったからです。

いわゆる「普通のカゼ」は、その約３割がＯＣ43という名のコロナウイルスによるものです。複数の研究者が、「このウイルスは１３０年前に世界的に大流行し、徐々に弱毒化しながら、今まで残ってきたもの」と報告しています。

インフルエンザが季節性の理由

毎年、冬になるとインフルエンザが流行りますが、なぜ夏にはないのでしょうか？
米国で行なわれた動物実験で、インフルエンザのウイルスは、高温・多湿の環境におかれると、分裂する頻度と感染する能力が極端に低下することがわかりました。そのため、北半球が夏になると、高温・多湿の環境におかれたウイルスは、ほとんど死滅してしまいます。その間、季節が逆の南半球では、ウイルスが元気いっぱい増殖し、人から人へと感染を繰り返します。やがて、そこも夏になると、ウイルスは死滅します。

では季節が夏から冬に変わったとき、インフルンザウイルスはどこから来るのか？　答えは簡単です。北半球と南半球を行ったり来たりする旅行者が持ち込んでくるのです。スペイン風邪が大流行した当時は第一世界大戦の真っただ中で、兵隊がウイルスをばらまいていました。新型コロナには、そんな「季節性」がなく、夏にもかかる「普通のカゼ」と似ています。

ウイルスが変身する仕組み

ウイルスが分身を作る際、複製された遺伝コードに、たまたま「コピーミス」が生じることがあります。そのコピーミスによって作られたウイルスの分身では、たとえばトゲトゲ蛋白の形が少し違ったものになるかもしれません。

ほとんどのコピーミスは些細なものですから、ウイルスにとっても、また感染した人間にとっても影響はありません。しかし軽微なミスも、少しずつ溜まっていくうち、増殖する能力や病原性に強い影響を与えるものも出てきそうです。

ウイルスの立場になって考えてみましょう。コピーミスによって、もし病原性がすごく強くなったとすると、感染した人間はすぐ重症になり、死亡するか、病院に隔離されてしまい、伝染を広げていくチャンスを失います。一方、病原性はほどほどにして伝染する力を高めれば、あっという間に多くの人間にうつっていくことができますから、仲間を増やすチャンスです。

専門家がよく口にするのは、「感染者が増えると地域全体で免疫力が高まり、流行は収束する」という説です。いわゆる集団免疫です。米国でわかりやすい実験が行なわれました。15人の健康なボランティアに風邪のコロナウイルスを感染させ、1年後に再び同じことをしました。その結果、1年後も、やはり全員が発熱などの症状を示したということです。一度の感染で免疫がついても、短期間で効力が切れてしまい、集団免疫と関係なく感染は繰り返すのです。

では、なぜスペイン風邪やSARSは終息したのでしょうか？

多くの研究者が指摘するのは、やはり感染予防に対する人々の理解が深まったから、ということです。「マスク着用」、「手洗い励行」、「ソーシャルディスタンシング」という3つのフレーズは、実は100年前に作られたものでした。加えて、時を経るごとにウイルスの病原性が弱まり、感染力は高まっていくという、自然の摂理も働いていたでしょう。ただし、この摂理が働くのは、大流行によってウイルスの分裂が激しく繰り返された場合に限ります。

一方、反論もあります。「エボラ、ジカ、肝炎などのウイルスは、弱毒化せずに残り続けているではないか」という反論です。エボラの場合、感染する人が圧倒的に少ないため、自然の摂理が働きません。ジカ熱は、何年か前に南米で大流行した感染症で、蚊がウイルスを媒介します。したがって、蚊を退治できたかどうかの問題でしかありません。肝炎ウイルスは、感染力が弱いことに加え、人間の体内にずっと残る性質があるため、そのまま変わることなく社会に居座ってしまったのです。

新型コロナウイルスは、「しだいに弱毒化して落ち着いたあと、やがて普通の風邪ウイルスとして残っていく」というのが、最新エビデンスに基づく考察の結論です。

【参考文献】

1) Holmes B, Why SARS disappeared in 2003 while the coronavirus keeps on spreading. Genetic Literacy Project, Aug 17, 2020.
2) Zelazko A, How long did the flue pandemic of 1918 last? Britannica, Mar 14, 2020.
3) Bamford C, The original SARS disappeared – here's why coronavirus won't do the same. The Conversation, Jun 5, 2020.
4) Spanish flu: the deadliest pandemic in history. All About History, Mar 13, 2020.
5) Flu virus trots globe during off season, mixes with other viral strains. ScienceDaily, Sep 21, 2007.

6) The reason for the season: why flu strikes in winter. Harvard University The Graduate School of Arts and Sciences, Blog, Dec 1, 2014.

7　専門家が騙された統計学

専門家の発言が突然変わった

専門家と称する人たちがテレビで語るワクチンの説明が、ある日突然、変わりました。「ワクチンは感染を予防するものでなく、重症化を防ぐ効果があるので、受けてほしい」と。お気づきだったでしょうか？　ワクチンは感染予防のためだったはずなのですが、いつの間に……？

この話が本当なのか検証してみましょう。何事も比べてみなければわからないものです。たとえばファイザー社が新型ワクチンを当局に申請するために行なった調査は、ワクチン群をプラセボ群と比べるという（形式だけは）正当なものでした。しかし、数々の不正操作が行なわれていたのはすでに紹介したとおりで、しかも、このスタイルの調査はその後いっさい行なわれていません。

「ワクチンは重症化を防ぐ」との主張の根拠になっているのは、アラビア半島のカタールで行なわれた調査のデータです。対象はすべてＰＣＲ検査を受けに来た人たちで、陽性と判定され

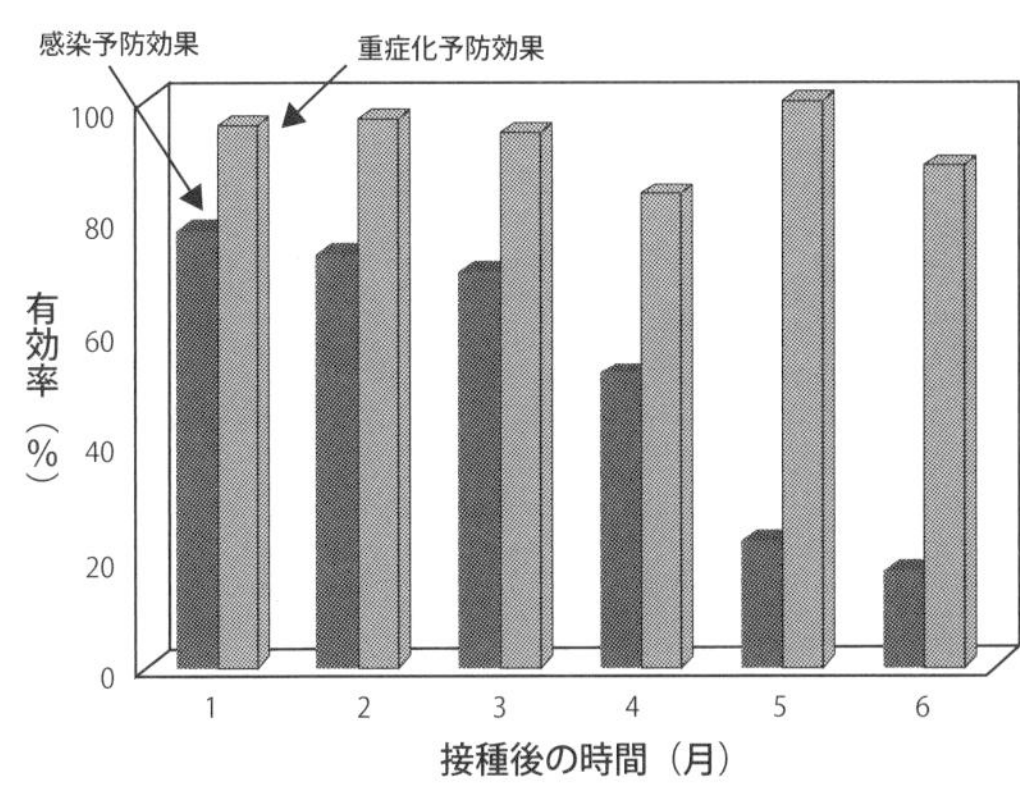

図12－2

た人のうち「ワクチン接種を2回受けていた人」の割合を調べたものでした。

問題は、比べた相手が公平なものだったかどうかです。

年齢や性別はもちろん、持病、服薬、検査データ、食習慣、運動習慣、職業、居住地、さらには学歴など、ありとあらゆる情報を調べ、完全にそろえたグループを準備して比べなければ、ワクチンの効果だったのか、あるいは単に体質や環境による違いだったのか、区別することができません。カタールで行なわれたこの調査では、ＰＣＲ検査で感染なしと判定された人たちが比べた相手でした。

図12-2は、「感染して重症化した人たち」と「感染していない人たち」の接種率の違いから「ワクチンの有効率」を計算し、経時的に並べたものです。感染予防に対する有効率（濃い色のグラフ）は、4ヶ月目あたりから急速に低下していますが、重症化を防ぐ有効

率（薄い色のグラフ）は半年くらいまで続いているように見えます。このグラフが、主張の根拠になっていたと思われるのです。

ウソを見抜く

論文には、「検査を受けに来た人たち」という共通項があるため、両群は似た者同士であり、比べることに問題はない、と書いてあります。読者からの批判を予め想定した言い訳ですが、専門家と称する人たちは、このひと言に騙されてしまいました。

この説明が誤っているのは明らかです。検査で陰性だった人たちは、たとえば普段からマスクをきちんと着け、会食も控えるなど慎重派だったかもしれません。だからこそ感染せず、だからこそワクチン接種も早々に済ませていただけ、なのではないでしょうか。比べ方が公平でなければ、接種率の違いは無意味となり、有効率も間違ったものになります。

この論文には、もうひとつ重大な欠陥があります。性別、年齢、人種、検査を受けた動機、それに検査を受けた日の5項目だけを調べ、それらが両群でそろうよう「月ごとに人数を加減」していたのです。そのため、論文の記述が非常にわかりにくく、専門家が読んでも正しく理解できなかったのではないかと想像されます。

この操作は、統計学的にあきらかな間違いです、私が行なったコンピュータ実験によれば、患者データを一人分、「なかったことにする」だけで、差がないはずのデータも「両群で統計学的に明らかな差を認めた」という話にすり替えてしまうことができます。ましてや、比べるべき2つのグループで、それぞれ対象者の人数を加減していたのだとすれば、まったく学術的には無意味なデータだったことになります。

統計学の基本は、「2つのグループ間にあきらかな差を認めた」かどうかを数学的に証明することです。これを「有意差の検定」と呼びます。たとえば、同じような実験を100回繰り返し、そのうち95回以上で同じ差が認められたら、有意差ありと見做すのです。実際には、100回も実験を繰り返す必要はなく、確率論と呼ばれる数学理論により、1回限りの実験データから有意差があったかどうかを判定することができます。このとき、誤っているかもしれない確率は「5％」です。

研究者がしばしば犯す間違いは、次のようなものです。

つまり、少しずつ条件を変えながら有意差の検定を繰り返していき、望み通りの結果がえられたときに止めるという行為です。よくあるのは、対象者全員から得られたデータで検定を行なっても有意差が証明できないとき、年齢を10歳刻みにグループ分けして、年齢層ごとに比較していくという方法です。どの年齢層でも有意差が見つからなければ、さらに5歳刻みにグループ分けをしたり、男女別にしたりして細分化していけば、いつかは有意差に行き当たります。しかし、すでにお気づきのように失敗を何回も繰り返したわけですから、有意差を証明したことにはなりません。これを「多重検定の誤謬」といいます。

マージャンが好きな会社の上司がいたとします。部下と徹夜でマージャンをして、負け続けたあと、初めて勝ってお開きにして、「オレは強かった」と言っているようなものです。

このような方法で新型コロナワクチンの有効性を証明したと主張する論文は、無数にあります。なぜなら、コンピュータ上のデータを集計するだけで済むため、予算も人手もかからず、研究者にとって業績を上げる格好のチャンスであり、製薬企業にとっては自社製品を思い通りに宣伝できる便利な手段だからです。

「ワクチンは重症化を防ぐ」との説明は、間違っています。

【参考文献】

1) Thomas SL, et al., Safety and efficacy of the BNT162b2 mRNA Covid-19 vaccine through 6 months. N Engl J Med, Sep 15, 2021.
2) Goldberg Y, et al., Waning immunity after the BNT162b2 vaccine in Israel. N Engl J Med, Oct 27, 2021.
3) Mizrahi B, et al., Correlation of SARS-CoV-2-breakthough infections to time-from-vaccine. Nature Commun, Nov 4, 2021.
4) Chemaitelly H, et al., Waning of BNT162b2 protection against SARS-CoV-2 infection in Qatar. N Engl J Med, Dec 9, 2021.
5) Accosi E, et al., Association between 3 doses of mRNA COVID-19 vaccine and symptomatic infection caused by the SARS-CoV-2 omicron and delta variants. JAMA, Jan 21, 2022.

8　コロナ社会のこれからを考える

ワクチン騒動を総括する

新型コロナのワクチンが、どれくらい有効で、どれくらい危険だったのか、改めてエビデンスをまとめておきましょう。これまでに発表された信頼できるデータから断言できるのは、次の5つです。

（1）高齢者はほとんど免疫がつかない
（2）50歳以下では抗体ができるが、その意義は不明
（3）感染は防げない
（4）重症化も防げない
（5）接種している人のほうが感染しやすい

副作用の実態はいまだ不明ですが、論文として報告されているものを、ここに挙げておきましょう。

・血小板減少症（脳出血、性器出血、皮下出血、歯肉出血など）（倍率不明）
・心筋炎、心外膜炎、心不全（3・24倍）
・腎炎（倍率不明）
・多形滲出性紅斑（もっとも多いが倍率は不明）
・劇症型心筋炎（致命的、倍率不明）
・細菌感染症（蜂窩織炎、腎盂腎炎、肺炎など）（倍率不明）

他にも、眼疾患（強膜炎、網膜など）、虫垂炎（1・40倍）、帯状疱疹（1・43倍）など多数あり、全部合わせると、とても無視はできない数になっています。登録システムが日本にはなかったため、副作用で亡くなった方の人数は不明です。このことが国家としてはもっとも反省すべき点であり、国民にとっては最大の不幸でした。

これからなすべきこと

日本は、亡くなった人の数が人口当たりに換算して世界でもっとも少なく（統計が発表されている国に限る）、米国の12分の1以下です。日本人に死亡者が少なかった理由として、「遺伝子が違う」、「かつてコロナの大流行があった」、「結核予防のBCGを受けていた」などが識者によって語られていますが、それらを証明するエビデンスはありません。

最大の要因は、日本人の生真面目さなのでしょう。挨拶代わりにハグやキス、握手などをする習慣がないことも、感染の爆発的な流行を抑えてきた要因のひとつです。その昔、エイズの流行を拡大させる要因についての研究が行なわれ、日本人の場合、「1人当たりの性的交際相手」が圧倒的に少ないことが最大要因になっていたそうです。この点も見逃せません。

着目すべきは、「ワクチン接種率の高い国ほど、感染する人が多い」というデータがたくさんあることです。理由のひとつは、個人のレベルでは心の油断が生まれていたからであり、国家のレベルでは「ワクチンパスポート」に象徴されるように、愚かな緩和策がとられてしまったからです。

ワクチン接種率の高い国ほど感染する人が多いことの、もうひとつの理由は、過剰な接種によって、ヒトの免疫機構に破綻が生じている可能性があることです。ただし、残念ながら本書の執筆を終える時点で、まだ研究成果が十分に出そろっておらず、責任ある説明ができません。一連のワクチン騒動の中でもっとも重要な問題となる可能性もあり、その考察は次の機会に譲ることにします。

やはり感染予防の基本は、人との接触に気をつけることと、マスクの着用です。人口密集地にある我が家では、吸気口のフィルタが、いくら取り換えても1ヶ月後には真っ黒になってしまいます。そんな地に住む私は、ウイルスばかりでなく、大気汚染から身を守るためにも、昔から外出時にはマスクを使ってきました。

おわりの言葉にかえて

かつて私は、国立大学の医学部で教授職に就いていました。各分野の超スペシャリストたちが一堂に会する「教授会」は、山崎豊子の小説『白い巨塔』にも描かれていたとおり威厳に満ちたものでした。その教授会で、ある後輩が「岡田（筆者のこと）を黙らせろ！」と、いささか品位に欠ける発言をしていた、との話が伝わってきました。うわさ話のため真偽のほどはわかりませんが、本書の冒頭で述べたユーチューブ動画が気に入らなかったのかもしれません。

本書の原稿締め切り日を迎えた今になってなお、このワクチン騒ぎの発端がどこにあったのか、誰に責任があったのか、判断しかねています。少なくとも医師たち、とくに感染症の専門家たちが生涯で初めて経験するコロナ禍に遭遇したとき、正しい判断ができなかったのは事実です。

本文中、「科学者が間違った発言をしたからといって責任を問うてはいけない」という主旨の記述をしました。確かにそのとおりなのですが、それにしてもすでに3年以上が経過し、このワクチンの危険性を示す膨大な学術データが蓄積され、かつ世の中でさまざまな悲劇が起こっている今になって、なお態度を変えようとしていない……、その責任は公人としてやはり問われるべきではないでしょうか。

本書を悪口だけで終わりにしたくありませんので、良かったことを一つだけ挙げておきたいと思います。それは、先進各国の中で唯一、日本政府だけがワクチン接種を法律で強制しなかったことです。その背景にあるのは、日本人のどのような意識によるものなのか、ひと言で表わす言葉が見つかりません。どなたか適切な言い方を思いついた方は、メールでぜひお知らせください。アドレスは公開していますので、ネットで検索してくだされぼきっとわかります。もし本書が増刷される機会にめぐり逢えたなら、その言葉を使ってこの文章を書き換えることにします。

大自然も、また人間の体も、悠久の時を経て最良のバランスを獲得し、現在に至っています。過去、人類が学んできたのは、人間の浅知恵で大自然や人体に手を加えると、必ず状況が悪化してしまうということです。新型コロナワクチンこそその典型で、ウイルスはそれに抗するよう変異を続け、終息が遅れてしまいました。

本書の最終結論は、まず直ちにワクチン接種を止めること。もうひとつは、ＰＣＲや抗原検査も、もう止めてよいのではないかということです。私の勤務先では、全職員が毎週ＰＣＲ検査を受けてきましたが、集団感染の防止にはまったく無力でした。

新型コロナに感染した高齢者は、狭い部屋に10日間も隔離されてしまっていたため、生活機能が著しく衰え、残りの人生を全うできなくなってしまいました。若い人が感染しても似たようなものです。無症状の感染者まで閉じ込めてしまうことに、医学的な意義を見出すことはできません。これからは、さまざまな面で発想を変えた取り組みが必要です。

残る心配事は、ワクチン接種を受けた人たちが、数年後、深刻な自己免疫病を起こさないかということと、妊娠中に接種を受けたお母さんから生まれた子供に、何か重大な障害が生じていないのかの2点です。

時が流れ、現代人よりも賢くなっているに違いない後世の人たちが、この「コロナワクチン狂騒」をどのように読み解いてくれるか、聞いてみたい気がします。「3・5％の人々が、非暴力的な方法で本気で立ち上がると、社会が大きく変わる」。これは斎藤幸平著『人新世の「資本論」』（集英社新書）で紹介されていた米国の政治学者の言葉です。本書により国民の3・5％の方が、真実に気づいてくださることを願うばかりです。


本書の記述内容の多くは、私のホームページにこれまで掲載してきた記事を再構成したものとなっています。このホームページに再三にわたり関心をお寄せくださり、本書の上梓に導いてくださった花伝社の社長、平田勝氏に心からの謝意を、また私の拙い原稿から見事な書籍を完成して下さった同社編集部の佐藤恭介氏、そして本書の出版に関わってくださった同社の社員と関係各位に心からの御礼を申し上げ、筆を擱くことにします。

岡田正彦（おかだ・まさひこ）
1972年に新潟大学医学部卒業。1990年に同大学教授となり、動脈硬化症、予防内科学などの研究と診療に従事。LDLコレステロールの測定法を世界に先駆けて開発した。循環器専門医（～2011年）、産業医、米国心臓学会プロフェッショナル会員などの資格。2002年に臨床病理学研究振興基金「小酒井望賞」を受賞。文部科学省・大学設置審議会の専門委員、米国電子工学会・論文誌の共同編集長、日本生体医工学会・論文誌の編集長などを歴任。2012年より新潟大学名誉教授。
著書に『人はなぜ太るのか』（岩波新書）、『がんは8割防げる』（祥伝社新書）、『薬なしで生きる』（技術評論社）、『検診で寿命は延びない』（PHP新書）、『医療AIの夜明け：AIドクターが医者を超える日』（オーム社）、『大丈夫か、新型ワクチン』『本当に大丈夫か、新型ワクチン』（花伝社）などがある。2010年、日本経済新聞にコラム「ほどほど健康術」を1年間連載。

新型ワクチン騒動を総括する——これからの、コロナとの正しい付き合い方

2023年2月25日　初版第1刷発行

著者 ——岡田正彦
発行者 ——平田　勝
発行 ——花伝社
発売 ——共栄書房
〒101-0065　東京都千代田区西神田2-5-11出版輸送ビル2F
電話　03-3263-3813
FAX　03-3239-8272
E-mail　info@kadensha.net
URL　http://www.kadensha.net
振替 ——00140-6-59661
装幀 ——佐々木正見
印刷・製本—中央精版印刷株式会社

ISBN978-4-7634-2051-0 C0047